覚醒する心体

こころの自然／からだの自然

mutual deep ecology

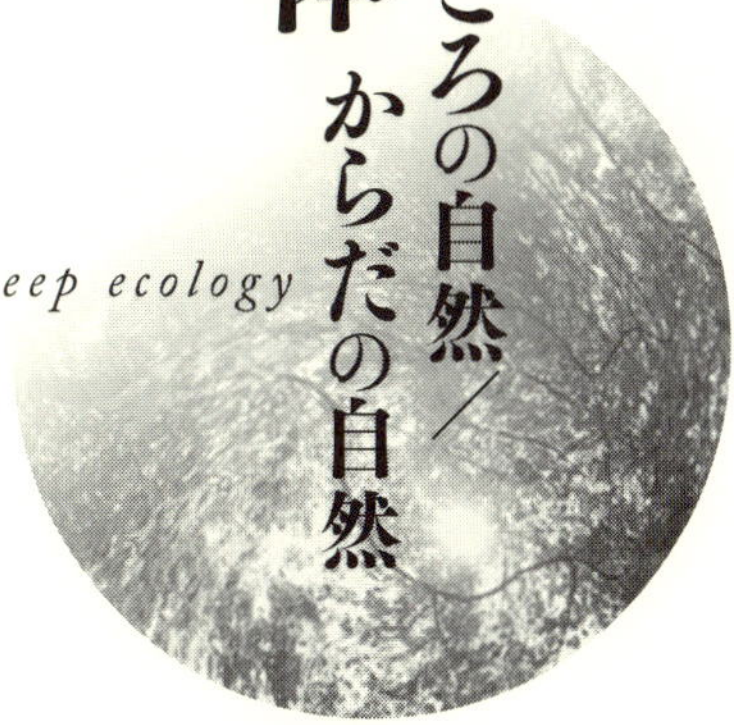

濱野清志
Kiyoshi Hamano

新曜社

現代の社会は、この世界の多様性を日常のメディアを通じて目の当たりにしつつ、そこで不必要に他者に共感するより、たがいがあまり干渉しないことを通じて、それぞれ小さな世界で充足するようにしている社会である。そのような状況のなか、この社会で真に求められるのは、理解しがたい遠い〈他者〉にも耳を傾け、違いに目をそらすことなくしっかりとそれを見据えつつ、その〈他者〉の生きかたを尊重することである。

まえがき

私たちが生きるこの現代の社会は、二十一世紀に入りますます混沌とした様相を呈しはじめている。社会が大きく変動しつつある感覚を、誰もがどこかに感じている。一年後の生活が今日の生活の地続きに変わらずにあるとは感じにくい。そういった不安を抱えつつ、一方では、死を身近に感じることがない。通り魔事件や、自然災害の多発など、実際、死は身近に潜んでいるが、それをはっきりと自分のこととして私たちはどれほど見つめられているだろうか。

なにか大切なものを予感しつつ、同時に目をつぶったままでいる感覚。それが、現代の私たちに共通した、微妙な不安感の姿だ。

筆者は、臨床心理士としてさまざまな悩みを抱える人たちとかかわり、自分にできる援助とはなにか、ずっと考えつづけてきた。そうしてだんだんと、これが要《かなめ》ではないかと思うようになったことがある。それは、「人は、自分にできることしかできない」ということだ。なんだ、そんなことか、と思われるかもしれない。しかし、筆者も含め、ほとんどの人は、自分に何ができて、何ができないか、わからなくなってしまっていることが大きな問題なのだ。〝自分にできること〟を知ること、それは時に苦痛をともない、心地よいものではない。それは自分の無力さとの直面でもある。

私にできる援助は、私のできる範囲でしかできない。しかしそれに気づくと、「自分のできることをしっかりと生かそう」という気持ちも生まれる。〝自分にできること〟を大切にする、それを筆者は、自分の臨床活動を振り返るときのキーワードにしている。できもしないことを無理してしようとしていないか、本来もっと自然にできることがあったのではないか、そう振り返り、「いまの私にできること」が見えてくると、それは人に、ゆとりをもたらす。相談に来る人にも「他と比べることなく、それぞれに〝自分にできること〟を大切にできるようになってほしい」。そう援助できればと考えている。

しかし現代社会は、人を独りにしておいてはくれない。ゆっくり自分と向き合うときをもちにくいのだ。世のなか、地球上のすみずみまで、と思ってしまうくらい、さまざまな情報が入ってくる。グローバリゼーションは、インターネットの拡大とともに恐ろしいスピードで地球上を席捲していこうとしている。一人の人間が一生のあいだに受け取る情報量は、五十年前とは比べものにならないほど増加しているはずだ。「情報が多ければ多いほど適切な対処ができる」というのは、人間の能力の限界を無視した考えである。人間は、一人ひとり、限られた地域で、限られた時間を生きる有限な生き物なのだ。しかし、頭ではそうわかっていても、誰か他の人のもっとよい経験や、生きかたを聞くと、〝自分にできること〟がたくさんありそうな気がしてくる。「ただ、それを自分は知らないだけだ」と思いはじめるのだ。

一方、この情報化社会のなかで私たちは地球上のあらゆる悲惨なできごとを見聞きし、その苦悩を共有しつつある。しかし、その現状を知るにつけ、「自分にはどうしようもない」と感じ、無力感にさいなまされる。そして、そのうち、無力な自分に気づかないようにするため、しっかりと現実を見ないようにしはじめる。そうして、自分のことでさえ、ややこしいことや面倒くさいことは、どこか自分のことではないように遠ざけ、気づかないようにしようとしはじめる。

そういう現代的状況のなかで、あらためて〝自分にできること〟に素直な目を向け、それを大切にするにはどうしたらよいのか。

本書ではそれを、《身体》に注目することでその糸口を探ろうと思う。といっても、ここであつかおうと考えている《身体》は、物質としてある肉体としての身体そのものではない。かといって精神が構想する、あるべき身体でもない。それは、いまここに生きている個々別々の〈私〉という存在そのもの、その体験を、生きているそれぞれの〈私〉の内側から生身の姿で感じるときに捉まえられる身体である。この身体は、身体であると同時に、身体を生きている〈私〉の固有の感覚でもある。感覚でもあるということは、それは心のはたらきでもある。そして、感覚があるということは「いま生きている」ということの証なのだ。

心か、体か、外側からいずれかに分けて検討するのではなく、一回限りを生きている〈私〉の経験でしかないその実質を、ここでは《身体》ならぬ《心体》とよんでタイトルに付した。伝統的な言葉でいうと「身」そのもの、あるいは「心身一如」ということかもしれない。

〝自分にできること〟を大切にするためには、自分に何ができるのかを知らねばならない。それにはまず、自分が経験し感じていることを、しっかりと経験し感じ、他と比べることなく自分の出発点として大切にすることだ。そのようにして自分の経験していること、感じていることを見つめていくと、その体験ははからずも、「自分が自分だけで成り立っているのではない」ということへの気づきを生むことになる。自分のことだから何でも知っているように思っていたが、自分のことさえほとんど知らなかったことに気づく。《心体》に目を向ける作業は、無意識に目を向ける作業と似ている。

心理療法にたずさわっていて気づいたことにもうひとつ、「心理として扱っている心の領分の多くの部分は、自我の意識的な努力ではどうすることもできない、生まれもった身体の顔つきや体つきと同じように、もって生まれた自然としかいいようのない部分だ」ということがある。心理療法は、そうした自然的にある心や体のありようを意識的な努力で変えていこうとするのではない。実際、変えようとしても変わらないのが、自然としての心や体なのだが。心理療法のもくろみは、その変わらない基盤としての心と体をはっきりと知ること、そして、そうすることで、現実を〝自分のかけがえのない人生〟として生きようとする〈主体〉を生み出すことにある。

まえがき

自分自身の《心体》の姿を知ること。自分が生まれた土地や時代を変えることができないように、私たちはある自然のなかに生まれてくる。この外に広がる自然は、私たちをはぐくむ故郷の匂いであり、時代の精神である。私たちは、自分の生きる場のもつ風土と切り離しては存在しないのだ。そして、それと同じように、私たちの心も、内に広がる自然として存在しているようにどうも筆者には感じられる。

副題の「こころの自然／からだの自然」という言葉は、そういった思いをこめて付した。このこころの自然は、物質的自然とは異なり、それを生きる人がいる限りにおいてあるように感じられる、一人ひとり異なった自然であり、物理的にはこの世に存在しない自然である。人が死ねば、その人のこころの自然も消えていく。からだの自然は、もう少し事情が複雑で、私の生きてあるこの体を私のものととらえずに、自然の延長にあるものととらえる、そういう感覚からみた〝からだ〟のありようをあらわそうとした。〝からだ〟は、外的な自然からの〈私〉への恵みである。

現代社会の最重要問題のひとつである「環境問題」は、私たちの暮らしをより広い地球環境のなかで眺め、いま目の前にある暮らしやすさよりも、地球の自然とのバランスをとる暮らしを私たちが選択できるかどうかにかかっている。自然とのバランスをとる暮らしは、自然の逆らいがたい要求としっかりと向かい合うことになるので、あまり心地よいものばかりではない。しかし考えてみれば、もっと身近なところに「環境問題」はずっとあった。自分自身のこころの自然やからだの自然に私たちはどれほど気づかず、いかに気遣いもせずに生きてきたことか。

こういった視点を筆者がとるようになったのは、〝気〟という視点を心理臨床の実践活動のなかに生かそうとずっと考えてきたことに端を発している。ふとしたことから始めた気功だが、その体験は思いのほか強力な体験として、筆者自身の生きかたやものの考えかたに影響を及ぼしてきた。気功をつうじてみえてくる自分自身の心と体は、私があれやこれや悩もうとも、かわらず息をし、生命現象としての光を保ちつづけている。

〝気〟は筆者にとって、非常に実感をともなった体験として存在している。しかし、この〝気〟の存在は、外的な自然界に何かが存在するようなかたちではどうも存在していない。〈私〉が〝気〟を感じようとし、味わおうとするとき、〈私〉の体験として確かに〝気〟は存在するが、やはり〈私〉を超えては存在しない。これは錯覚と呼ばれる体験とよく似ている。まさに「気のせい」だ。しかし、「気のせい」ではあるにせよ、〈私〉にとってはとてもリアルで影響力をもつ体験でもある。この〝気〟の体験領域はいったいどこにあるのか。

そのことを考えていくうちに、《主観的身体》という表現が生まれた。主観というのは、おそらく哲学的な議論ではあまり適切な言葉ではないのだろうと思う。しかし、心理臨床の視点からみると、やはり「主観的に現れる身体」としてとらえることが筆者には一番ぴったりとくる。〈私〉というかけがえのないいまを生きている人間が体験していること、そして、他の人にはわかりようもない確かさをもってその人にあると感じるできごと、それはやはり「主観的」と呼ぶよりほかに呼びようがわからなかった。

《主観的身体》は〈私〉の体験であるので、〈私〉がどんな姿勢でいまここを生きようとしているかによって、その体験内容もつねに変化しつづける。先に述べたように、「自分にできること」を大切にしようと、自分のありのままを見ようとするとき、私の身体はそのつど、さまざまに生きようとする〈私〉をあらわにするはずだ。そして、その根源には、良くも悪くもあらゆる可能性が潜在する「畏怖すべき命の始まり」の予感が感じられる。それを本書では〝黒い身体〟としてとらえようとした。

臨床心理士としての仕事の苦労とおもしろさに魅了され、そのなかでより自分を有効に生かせるようにしようとする作業が、本書の論考を生んできた。とりもなおさず、自分の仕事の限界と可能性を見つめつづけ、それを精一杯、深めようとし、生きていくことが、相談に来られる方々にたいする私の責任だと考えている。

まだまだ中途半端な、整合性のない議論をしていると思われるだろうが、それもやむをえない。筆者が日常の臨床のなかで感じたことを、そのつどまとめようとしてきたことなので、そのときによって声の出どころが違うことのあらわれである。それでも、同じ人間のなかから出てきた声として、なにかつながりがあるのだろうと思っていただけると幸いである。

目次

まえがき 1

序章 身体の二重性 …… 15
響き合ういのち 16
気の体験的理解 18
右手で考える 21
夢体験のもたらすリアリティ 28
右手のアイデンティティ 30
気のアイデンティティ 38

第一章 黒い身体の発見 …… 43
身体の一回性 44

気についての考えかた　48
身体性イメージとは　53
黒い身体を求めて　56

第二章　気功と身体　61

身体性イメージの形成　62
気功におけるイメージ　67
立つことを感じる　70
他者の意義　74

第三章　主観的身体　79

私の身体に生じる反応　80
めまいの感覚　82
身体の諸相　87
触れることについて　101
主観的身体の意義　104

第四章　聴く身体　111

身体で耳を傾ける　112
全人的に気を受けとる　114
場所をつくり整える　116
気感を養い共有する　119
イメージの現実性にふれる　123
人間関係を二重に見る　126
柱として中心に立つ　130

第五章　主体の生成　133

崖から落ちる　134
気に抱かれる　138
澄んだ鏡のような目で見る　142
谷に生き、山に生きる　146
仙と俗を生きる　150

王として大地に立つ　155
土とつながる　159

終章　個人と環境の再生……165

「生きた環境」の生成　166
場所への／からの「気くばり」　169
「気くばり」の構造　173
「聞く」ことがもつ力　179
生理的早産と「生きた環境」　185
個々の「生きた環境」を大切に　187
聞く力のために必要な「語る」力　190

初出一覧／引用・参考文献　193
あとがき　201

装丁　上野かおる

覚醒する心体

――こころの自然／からだの自然

〈他者〉の言葉に真に耳を傾けるためには、私たちは「自分にとっての真実」をしっかりと語ることができなくてはならない。〈私〉にとっての真実を語ること。そうすることではじめて、〈他者〉の語る「その人にとっての真実」を認めることができる。人は皆それぞれの〝生きた環境〟のなかでの主《あるじ》である。そして、けっして他者の主《あるじ》になることはない。……そして、主《あるじ》どうしが語り合うことができるとき、たがいの〝生きた環境〟の創造に参与しつつ、それぞれの〝生きた環境〟の違いを尊重することができるようになる。

序　章

身体の二重性

響き合ういのち

心と心は日々の生活のなかでたがいに触れ合い、触れ合うことでそれぞれの心が自然と変化し、新しい動きを生み出し、あるいは過去の動きに舞い戻り、さらには沈黙する。心理臨床とは、人間が生きるかぎり避けることのできない、そういった心の現象を理解し、それを他者援助に役立てようとする営みである。

そこで触れ合う心とはどのようなものなのか？　一人ひとりに区別された個々独立した心として対するべきなのか？　たがいが触れ合うところに共有されるような〝個をはみ出た境界領域〟をも心として扱うべきなのか？　どのように私たちが心をとらえるかによって、援助のありかたもずいぶんと異なってくる。あるいは「この世にはただひとつの大きな心があり、その断片を一人ひとりが分有している」といった見かたで心をとらえることも、体験的には決して無理のあることではなく、そのばあいの援助のありかたは、その重点が、個人よりも〝はるかに個を超えた存在〟におかれる。

心理臨床の実際場面においてクライエントと対面し、その心の歩みをともにしようとすれば、こういった心についてのどの見かたも、「そう考えるとよくわかる」と思わせられる局面にそれぞれに出会う。

そしてさらに、他者の心を理解しようとするときに、おのずと私自身の心のありようが他者の心と影響し合うことを考えると、心理臨床家として「自分自身は自分の心をどのようにとらえているのか」を無視するわけにはいかなくなる。自分自身の心をどのようにとらえているのか、ということは、言いかえれば「自分のアイデンティティを自分がどのように理解しているのか」ということでもある。

私は自分の心を理解するための切り口として〝気〟にこだわってきた。「気は心」という表現があるが、自分の心をどのようにとらえ、アイデンティティをどう考えるかということを「自分の〝気〟をどのようにとらえるか」と言いかえてみよう。すると、私のアイデンティティのある一側面にこれまでの個人のアイデンティティの理解のしかたとは少し異なった新しい見かたが浮かびあがってくる。〝気〟という言葉は、私という個人の心のなかだけに収まらない拡がりをもっているからである。

また〝気〟は〝身体〟に深くかかわる言葉でもあり、「自分の気をどのようにとらえるか」は、「自分の体をどのようにとらえるか」という視点ともつながる。私たちがあたりまえと思っている自分自身の心や体が、日常のあたりまえと思われる心や体であると同時に、「あたりまえ」の背景にあって私たちを支えている〝何か〟とのつながりにおいてとらえられる「もうひとつ別の次元の心や体」とも触れている。この二重性を生きていることを、ふだん私たちはあまり気づかずにいる。

この章では、気功を実践し、〝気〟に親しむことで自分自身の心と体を見つめなおして、そのきわめて独特な生きかたを創造し、地道に生きようとしているひとりの女性を通じて、そこに見えてくる「個人を超えた心と体」と「個人としての心と体」との関わりについて考えていきたい。

気の体験的理解

この人は四十代半ばの女性で、Aさんとしておく。私はここ数年、〝気〟の研究をより実際的に進めるために「気のイメージの身体感覚」を体験的に理解しようと思い、気功に取り組んできたが、Aさんはその気功の仲間のひとりである。

まずはじめに、なぜここにAさんをとりあげるのか、ということについて触れておくべきであろう。

私の知るかぎり、気功を日常生活のなかにとりいれて真剣に実践している人々には、自分自身の身体感覚を通じて気を感じ、気を体験的に理解していくなかで、気によって自分を見つめ直し、「自分の人生を再創造していく作業」をおこなっている、と感じられる人が多い。

もちろん、そういうばあいの身体感覚とはどのようなものを指すのか、気を体験するとは何を意味するのか、ということを整理していかねばならないが、ここではとりあえず、「一定の身体の動きを通じて、これまであまり意識して経験してこなかったある種の感覚体験を気功によって生み出し、それを〝気〟というイメージによって主体的に自身の意識内に位置づけていくこと」が、気を体験的に理解することだとしておこう。

ともかく、気功を実践しているそういった人びとが気を通じてどのように自分を見つめなおし、自分の人生を再発見していこうとしているのか、そこに私は大きな関心を抱いた。そこで、気功を実践している方々からそれぞれの〝気〟についての体験的理解のありようについて調査し、整理していきたいと考えたのである。

そのなかで、はじめに話をお聞きしたいと頭に浮かんだのがAさんであった。

Ａさんは後にも述べるとおり、気功という枠組みとは別に特異な才能を持っておられ、その才能が気功を通じてＡさんの人生にしっかりと位置づけられていった人である。Ａさんが気功を通じてますますＡさんらしくなっていく、その独自のアイデンティティのありようから、こういった検討をするのにふさわしい人だと思われたのである。

調査方法として面接法を用い、「気功にどのように触れるようになり、そのことで自分自身の人生にどのような影響があったのか」という点を中心に、インタビューを私が直接おこなった。ここでは、Ａさんの〝気〟にまつわる体験を整理しつつ、Ａさんのアイデンティティの理解に気功が重要な役割を果たしていることを見ていくことにする。

以下のＡさんの体験は、一般に興味本意に関心をもたれやすいものでもあり、また、荒唐無稽に聞こえるところも多い。こういったことがらにたいして、それを研究対象とするにはまず事の真偽如何を科学的に検討すべきで、そこからでないと議論できないのではないか、という主張もあるだろう。実際、〝気〟に関する研究には、そういった認識のもとに実験がおこなわれる場合もある。私自身もその客観科学的な態度による検討は重要だと考えるが、それとはまた別に、心理臨床の研究としては、「そこに起きていることを、実際にひとりの生きた個人がその人の心と体を通して体験した事実として把握する」という態度も重要だと考えている。その主観的な体験がその人の人生にどのような影響を及ぼしていくのか、その人固有の人生を通じてその体験のプロセスをみていく、という方法である。

この姿勢は、心理臨床の面接場面で私たちがもっている姿勢と通ずるものであり、その姿勢から語ることのできる学問のありかたこそ心理臨床学だと私は考えている。したがってここでは、Aさんの語ることをそのままに受けとめ、論議の出発点として考えていくことにしたい。

右手で考える

Aさんが気功に関わったきっかけには、三十歳代後半から始まった身体の不調が大きく影響している。Aさんは若くして結婚し、子どもにも恵まれ、ずっと夫婦共働きでここまできているが、仕事は、精神的にも体力的にもたいへん重労働な職についている。ある時期から、身体の凝りや痛み、めまいなどが相当にひどくなり、病院に通い薬を飲みながら働いていたが、その治療の助けになればということで、近辺で気功治療をしているところに行った。

その前後から、気功に関する本を読んで、自分でも自己治療のために本のとおりにやってみたりしていたが、やってみると、身体内を〝気〟が通っていく感じが確かにわかり、面白いものだと興味をもったという。自分で練習して身につけて自分の身体の調子がよくなるのならやってみよう、ということだったのだろう。

実際やってみると、Aさんにとって気功は案外難しいものではなく、すんなりとその感じがわかったわけだから、おそらくAさんは、気功のもつ身体修行や癒しなどの側面を素直に受け入れやすい伝統を生きてこられた方であったと思われる。気功を習っていくにあたって、個を超えた超越的なものという感覚に抵抗感があると、練習そのものがなかなか難しいようだが、Aさんに限っていえば、そういった世界はとても馴染みのあるもののようである。

実際、Aさんは小さい頃おばあちゃん子で、信心深い祖母と一緒にお参りに行くのが好きな子だったという。また、後にも述べるように、不思議な夢体験を高校の頃からよくしており、いわゆる内界と外界がどこかで素朴につながっていることを自然に認めて受けとめる人だったのだと思われる。

そういう人であるから、おそらく気功教室に行ってもずいぶんと学びが早く、また〝気〟にたいする感受性も柔軟だったのだろう。Aさんに気功治療を教えていた治療家自身も、Aさんの〝気〟の通りのとてもよいことに気づき、Aさんに非常に大きな期待を寄せて自分の一番弟子としようとしたらしい。Aさんもそれに応えてしばらくはその関わりが続く。Aさんの身体の不調はそれでも一年半ほど続いたらしいが、気功を続けていくうちに、他にもいろいろな要因があるとは思われるが、次第に改善していった。

しかし、Aさんが気功に親しめば親しむほど、最初に出会った気功治療家の〝気〟にたいする姿勢と自分の〝気〟にたいする姿勢とが合わないことを強く感じはじめる。そして結局、その先生のもとから離れざるをえない事態が展開していき、最初の先生と一切の関りを絶つことになっていった。この決別の体験は非常に強烈なもので、Aさんは一時的にそれまでの「気感」がまったく感じられなくなってしまう。

この「気感」の喪失は三日ほど続き、気学による卜占をよくする友人の誘いで、吉時・吉方に合わせて旅行に出かけ、その旅先でストップしていた気感が一気によみがえるという劇的な体験をする。この友人は先の気功教室からの友人で、Aさんに気学を通じて重要なアドバイスを何度もする人である。その旅先で、旅行をともにしたもう一人の友人のマンション探しを一緒に考えているときに、Aさんにとって新しい体験が自覚的に展開しはじめたのである。

Aさんの話されたとおりをここに引用する。

一人が、前の日に遠方のT市から夜行で帰ってきたばかりで、息子のマンションを買うために、物件を二、三、青写真を持っていたのね。……三種類ぐらい見てて、『決めかねてるのよね』って言って。で、その気学をする友だちとわたしに『どれがいいか、ちょっと見てくれ』って。「どれでもいいんだから」って感じでね。つい遊び感覚でね。……そしたら……どんな土地かさっぱりわからないけど、その青写真を見てて、手をこうやってかざしてみたら……てのひらから、なんて言うかな、情景がみな浮かんで来たのね……ここの玄関は暗いとか、ここの台所はちょっとこの辺はくすんでいるとか。……そうしたら彼女が『きのう見てきたとおりの、一緒に息子と見て言った感想を、そのとおりを言ってる』って。……それからっていうもの、ひょっとしたら手でね、なんていうかな、「気を感じ取ることができる」って本にも書いてあったから、そしたらってな感じで、いろんな書いてあるもの、印刷物でも何でも、手作りのものでも、パッとあてててたら……作った本人の気質、「この人は短気よ」とかね、「この人は穏やかな人よ」とか、それまで感じられるようになって。

右手を通じてイメージが浮かぶ、というこの体験があまり違和感をともなわずすんなりと受け止められ、しかもそれを楽しんでいるところが、Aさんの特徴であろう。

一般には、もしこういったイメージが浮かんだとしても、「そんな馬鹿なことは、本当はありえない。単なる気のせいだ」と、まさに〝気〟のせいにして退けてしまうか、もしくは、超人的な能力を身につけたと思って、自分を他者に優越する存在とみなし自我肥大を起こしてしまうか、いずれかの道をたどることが多いように思われる。ところがAさんは、この体験を不思議なこととしてはとらえているものの、「まあそんなこともあるのだろう」という姿勢をもって、否定することもそれによって自我が肥大しすぎることもなく、もともとのバランスを崩していないようにみえる。「気を感じ取ることができるって本にも書いてあったから」と、目に見えない外界の情報に対するアンテナを「気を感じ取る」という言葉で位置づけ、素朴にこの事態の存在を受けとめているのだ。

さて、このようにしてAさんは、自分の右手を、五感以外のもう一つの感覚器官として活用しはじめたのである。

ちなみにAさんは左利きであり、右手は利き手ではない。しかしAさんによると、この感覚は非常にはっきりと感じられるものであり、単なる感覚器官と譬えるよりも、そこに善し悪しの判断がともなった、それ自体がそれ自体の基準で考える心をもっているかのような体験として受けとめられている。またその判断は、自分の意識レベルでの判断や自分自身の好みとははっきりと別のものである。したがって、頭の判断では「こっちがいい」と思っても、右手は「こちらのほうがよい」というように別の選択をすることがある。そしてその場合、手の感じのほうを信じて行動するというのである。それをAさんは『「この感覚がすべて」っていう感じがあるから』と述べている。

この、「この感覚がすべて」という感じは、いったいどこから生じるのだろうか。Aさんの意識的な自我の体験、思考とどう関係しているのだろうか。

ここでいうAさんの右手の感覚をAさん自身「気を感じ取ること」というように受けとめているが、これはもちろんAさんにとっての〝気〟イメージである。そこで、Aさんの〝気〟の受けとめかたをここで述べておくことが、理解の助けになると思う。「Aさんにとって、気とは何ですか」という問いに、Aさんは次のように述べている。

自分の身体もそうだし、取り巻くのもそうだし、ここにもあるし、あそこにもある、大宇宙にもあるっていうような感じで、つかみようがないですよね。つかみようがないものであるけれども、確かなものっていう感覚。

〝気〟から見れば、自分も自分以外のものもすべて同じで、つながっている。ふだん「〈私〉以外のもの」とは区別のある存在として生きている〈私〉が、目の前にあるものと〝気〟のレベルでつながって、その情報が得られる。説明するとすればそのようになるのだろう。

ところで、このAさんの右手体験については、もう一つ別の伏線が彼女の人生にある。

結婚してしばらくの頃、Aさんは、息子の夜泣きとかいったことでよくお参りに行っていた修行僧から『右手から不思議な力、不思議なものが出るから、いまからどんどん面白いこと、不思議なことがでるよ』と言われていたのである。上記の旅先での体験より十八年以上も前の話で、Aさん自身は左利きでもあるし「変なことを言われるなぁ」というぐらいで、その意味がわからずにいたのだが、今回のことがあって思い出したという。

Aさんをとりまく家族や地域の文化状況が、この右手体験をスムーズに自分の心のなかに位置づけることができるための支えとなっているのは、重要なことである。嫁ぎ先の姑とともに参った修行僧は、不思議な力をもつ人としてその地域では知られた方だったそうだが、その人から受けた洗礼のような言葉がAさんの心のなかで知らず知らずに熟していき、年月を経て結実し、開花したともいえる。しかしAさん自身の体験としては、「修行僧が見抜いた別次元のことがらを、最近の自分自身の体験からやっと体験的に確かめることができ、その別次元のことがら——一般に不思議なこととされるできごと——が生起する次元が、修行僧をもAさんをも超える世界のできごとであり、それに自分も触れているのだ」という体験となっていると思われる。修行僧との密かな同一視を軸に、この右手体験とAさんのその不思議な才能をどう生かすかという方向選択が、修行僧をモデルとして進んでいることがうかがえる。

そのこともあってか、自分の右手の感じにきわめて強い信頼感をAさんは抱いている。そしてその後、気功に再び真剣に取り組むようになるが、それは、自分の体験の意味をしっかりと探りたいということであったように思われる。ここでは触れるゆとりがないが、彼女の気功への取り組みのなかでもいろいろと、偶然としか言いようのない出会いが生じる。中国の気功師たちとの交流や新たな気功の先生との出会いなどを通じて、気功の幅広いものの考えかたのなかに自分の体験が整理され、受けとめられていくことになるのである。

夢体験のもたらすリアリティ

Aさんは高校の頃から、不思議な夢体験をよくする人だった。彼女が特にそういった体験としてよく覚えているのは、高校の頃にみた夢のことである。Aさんは何にでもとことんのめり込むタイプだが、その頃、勉強でどうしても解けない数学の問題があった。ずっと考えつづけて、一日かかって解けなくて「どうしようもない、もう解けない」と思って寝たら、夢のなかで一気に問題を解いてしまった。起きてからもしっかりと覚えているので、そのとおりに思い出して書いていくと、実際、きれいに解けてしまったという。自分では「『ものごと一生懸命になったら、夢にまでも出る』って聞くけど、本当だ」と思って家族に話しても、誰も笑って相手にしてくれないし、実際にそれで解けたということを、誰も信じてくれない。Aさんとしてはむしろ、その周囲の反応のほうが印象に残っていて、「みんなはこんな体験をしないんだろうか?」と不思議だったという。

そのような夢体験は高校時代に幾度かあり、その後、結婚してからは頻繁に、夢に仏像が出てくることになる。そういった仏像の夢は、普通の夢とは異なって非常に鮮明であり、その姿かたち、服装などをはっきりと思い出せるし、忘れない。そして、二、三年してたまたま訪ねた寺の仏像を見て、「あ、この仏さんだ」ということになるという。

たとえば、もう十年ほども前に――もちろん気功を始めるずっと前に――みた夢には、とてもきれいなキラキラ輝く仏像が現れている。その姿ははっきりと覚えているが、どこの仏像かわからないで二年ほどしたあるとき、ふとテレビをつけると、善光寺の仏像が御開帳で映し出され、「あ、これだ」と直観したという。しかし「またどうして長野の善光寺の仏像なんだろう?」と訝しく思っていたら、夫から、自分の祖母が亡くなるときに自分に『善光寺に参れよって言って死んだ』という話を聞かされる。Aさんはその不思議なつながりを自然に受けとめ、夫と相談して、次の御開帳のときに善光寺に参ろうということに決め、七年後、その念願を果たしている。そこでも不思議な偶然が多く生じているが、その話はさておくとして、ここで自分の夢にみたことを現実のこととして大切にし、夫にも話して、それを長い時間をかけて風化させずに生きつづけさせ、現実に仏像と出会いに行くというAさんの生きかたに、私は強く心を動かされた。

いずれにせよ、Ａさんの夢体験は、夢か現実かではなく、また夢の現実世界における意味を見いだそうとするのでもなく、夢がそもそも現実として生きていて違和感をもたない生活をしている、ということなのである。

ただ、Ａさん自身が言うように、いつもこういう夢ばかりみているのではなく、現実と同レベルで体験せざるをえない夢は、独特な明瞭さをもっているもので普通の夢とは違う、ということは重要である。私たちは、現実に対する願望と夢のリアリティを混同したり、すぐに自我肥大を起こしたりしてしまうので、こういった夢体験は、普通には生じないことだと思っていたほうがよい。それでも否定できないとき、それに真摯に応えようとする姿勢が、私たちには求められる。Ａさんが九年越しに夢をもちつづけ、夢とともに生きることができているのは、その真摯な姿勢によっている。

右手のアイデンティティ

さて、Ａさんの右手の感覚はその後もさらに洗練されていくことになる。

　ここで注目しておきたいのは、Aさんの物事に対する判断の基準が二つあり、それが同時進行で二重になっているということである。ひとつは日常の判断能力であり、Aさんが個人として感じること、考えることである。そしてもうひとつは右手が感じること。右手はAさんにとって利き手ではなく、より自我意識のコントロールから遠い手である。こちらの判断はAさんの身体を通しておこなっているにも関わらず、Aさんにとっては「与えられたもの」という感覚が強い。利き手である左手を軸とした心と体のありようと、右手を軸とした心と体のありようが並列している。前者はいわゆる自我の判断能力とつながっており、個人の能動的な体験だが、後者はきわめて受動的な――いわば「お告げ」のような――体験となっている。

　夢の世界のもつリアリティが日常のリアリティに問いかけて、日常のリアリティを壊さないで共存する、というありかたが先に見られたが、それとよく似たことがここでも生じているといえよう。ただ、夢の場合と異なるのは、夢がまったく受動的にやってくるものであるのに対し、右手の感覚については、少なくとも「右手の感じで確かめてみよう」という意識の関与があることである。それだけに、いわゆる個としての心の内と外の境界がさらに流動的で、ある意味では崩れやすくなっており、無意識内容が容易に意識レベルにのぼりやすい状態にある、ということができるだろう。

　すなわち、後者の体験は場合によっては、自我にたいして相当に強力な影響を与えてしまう体験となり、自我がそこに飲み込まれてしまう危険性も大きい。にもかかわらずAさんがこのように安定した自我のはたらきを保ちつづけているということは、それがとりもなおさずAさんの自我の安定感、強さを示しているものと思われる。Aさんが日常の対人関係においてもきわめて安定した柔軟な関わりを示す人で、自我のコントロールが適切に効いている人であることからも、充分にうなずけることであるが。また、十八年ほど前に暗示されていたにもかかわらず、この時期になってようやく右手のはたらきが現れたことは、安定的にそれを受けとめるための準備期間という意味においても、重要な時間経過だったのであろう。

さて、右手が感じることがらは、Aさんにとって逆らいがたい感覚であり、自我のコントロール外のことである。

このような自我のコントロールの効かない体験は、心理臨床面接で語られる悩みや症状と比較することができる。悩み・症状とは、自分で避けたいと思っているにもかかわらず頭から離れないこと、直面せざるを得ないことである。それらは、個人の自我意識からみると「異質なもの」である。

心理臨床では、そういった悩みや症状は、いまその人にとって異質なもの、異物のように受けとられているが、「それも、その人の存在の重要な一部分だと考えることが大切ではないか」

とする見かたがある。それまでのその個人の、自我を中心としてまとまっていた存在が、発展的な変化を遂げざるをえなくなるとき、現状の自我の立場からすると、その変化の兆しは悩みや症状となって現れる、と考えられるのである。

　個のアイデンティティが変容を迫られるとき、個として比較的閉じていたまとまりにどこかいったんほころびが生まれ、個を超えるものと触れ合いつつ変容が生じる。したがって、この立場から考えられる心理臨床的な関わりは、「現状の自我の立場と症状の立場とがたがいに影響し合って新しい自我の立場が生まれてくることを援助する」ということになる。

　一般にこのような状況に立たされると、自我が強力な場合には、新たに生まれ出ようとする芽を消し去って現状維持を図るか、あるいは自我がその新たな動きに対応できず、悩みや症状として固定し自我の不適応状態に陥るか、のどちらかとなる。

　そして、悩みや症状となって現れたばあいには、それを受けとめる自我を支えることが心理臨床家の役割であり、そのことを通じてその個人が現状維持をするか、あるいは自分を新しく生み出していこうとするかは、その個人の判断によるべきものである。心理臨床家としては、現状維持の退却を悪しとすることもなく、何がなんでも前進すべし、ということもない。そうして、ふたたびいずれかの平衡状態が回復すると、症状や悩みは意識的な自我の世界からは脇に置かれ、背景に退き、〈私〉という安定したまとまりとしての個のアイデンティティに心が収束していく。

　これがいわば心理臨床面接のプロセスのきわめて大づかみにしてとらえられる流れである。このことから、私たちはつねに「安定した個のまとまりとしてのアイデンティティ」を大切にしようとしていることが理解されるであろう。人の心と関わる職業のもつ重要な責任のひとつは、その人の主体性を重視しきわめて慎重に対することだからである。

　しかしAさんの事例を眺めていると、個のアイデンティティがひとりの人間の個体としての「心のまとまり」に収束しきらず、常に個を超えたものとつながったまま、なおかつ個の自我意識がそれゆえにこそ安定した状態を保っている、ともいうべき状況であることがわかる。これは一般に危機的な状態でもあり、当人にとって人生のターニングポイントとでもいえるような地点に立っているときに生じる、特殊な状況だと考えられよう。この状況は、Aさんのような人のみが体験しうる特殊なことではなく、このスタイルは本来、私たちに馴染みの深かった存在様式なのではないか。そして、これは私たちにとって新しい生きかたを考えるヒントとなるのではないか、と思うのである。

　日本の伝統文化のなかでのアイデンティティは、「図」として浮びあがる個体的なアイデンティティよりも、その個体の存在する背景としての「地」とのつながりにおいてみるアイデンティティのほうが、私たちにとって馴染み深いものである〔濱野・一九八五年〕。柳田國男〔一九四五年〕が『先祖の話』で述べている、ご先祖になることを楽しみとしている老人のように、「死んでご先祖の魂と融合すること」というイメージが、いま生きている〈私〉の「〈私〉らしさ」を支えるものとなる。「死んで先祖の魂とひとつになる」ということを真剣に受けとめる人は、今日、そう多くはいないだろう。だが、柳田が述べる老人のばあい、それは単なる比喩表現ではなく、自分が住む土地や人びととの関わりのなかで、そこに濃密な空気として流れているリアリティとして経験されている。

現代社会において、こういったリアリティをあまり強く主張したり実践すると、エキセントリックな人ということになり、敬して遠ざけられるか、まともに相手にされなくなる。エキセントリック ex-centric とは「中心 center からそとに外れる ex こと」である。しかし、いったい中心とは何なのか。この社会が暗黙のうちに中心にすえていることは、果たして本当に信じるにたるのか。そのことを私たちは一人ひとりの目で確かめ、この社会に自分なりのかかわりかたをつくりだしていく力をもつ必要がある。

右手が独自の方向を指し示すという体験は、一般には、その人の単なる思い込み――あるいは幻覚・妄想のたぐい――として退けられる。実際にそういう場合も多いだろう。しかし、Aさんのようにその右手の体験と上手に付き合って活き活きと生きている人を見ると、エキセントリックで信じるに足らない怪しいこととして排除できない、なにかをそこに感じる。むしろそのことで、Aさん自身のこの社会へのかかわりようがよりしっかりと地に足の着いたものとして浮かび上がってくるのだ。

ユング派の分析家ジェイムズ・ヒルマン Hillman, J.(1991)はエキセントリックという言葉をめぐって、それを「つねに中心から脱出していこうとする動き」だと指摘する。しかも、その「中心」とは、固定したものではなく、たとえば、いま〈私〉がここにいて存在しているそのこと、いまあるこの現状、それがそのつどの中心なのだ。そして、いまの〈私〉の中心を大切にしつつ、一方で、ずっとそこに留まって沈殿することなく「脱 - 中心化」することが、活き活きと生きることにつながる。

エキセントリックなだけであると、それは、そこにセンターをおくことであり、既存の中心にたいするアンチを唱えるだけの存在となる。エキセントリックな側面がまったくなければ、ただ現状の社会がもっている中心的生活に流されるままとなる。そういう状況を突き抜けて生きていくためには、外的に存在する社会がもたらす「中心」を感知する常識的感覚と、個人が内的に感じる固有の「中心軸」とがつねに触れ合い、かつ一つになってしまわないことが重要なのだろう。

さて、Aさんの右手にそなわった能力は、ある意味で悩みや症状と同じく、Aさんにとって「異質なもの」である。にもかかわらずAさんを脅かすものとはならず、個人としての自我意識も維持しつつ、右手の考えを尊重しようとする姿勢が保たれていることは、どうしてなのだろうか。自分の右手が不思議な力をもち、それを他者との違いとして際立たせることでエキセントリックになることもなく、かといって、そんなことはありえないとセントリックに否定することもない。

Aさんの姿勢には、柳田の述べた老人の、個人としてのアイデンティティが個人を超えた先祖とのつながりを意識することによってより深く認識されるようになった体験と、同じ質の姿勢が感じられる。「みずからの体験領域を超えた右手のはたらきが、自身の個人としてのアイデンティティをむしろ支えているのだ」という認識をAさんはどこかにもっているのであろう。そして〝気〟という言葉が、この二重構造を「対立構造」とせず「相互補完的な構造」として心に収めるための、重要な鍵言葉となってはたらいている。

「私の存在は、先祖の御霊《みたま》に支えられて有り、いずれはそこに私も参与する」というきわめてリアルなイメージによって、個のアイデンティティが深く支えられる。〈私〉と先祖の魂という「図」と「地」の関係のなかで、〈私〉以外の何かを「みずからの先祖の魂」として〈私〉とどこかでつながった「地」と考え、その「地」を強く意識することで〈私〉という一回限りの存在が確かなものとなる。それとよく似たメカニズムが、〝気〟という言葉を介して、右手と左手の身体の二重性としてはたらいているのである。

気のアイデンティティ

「気」という言葉はいうまでもなく、天地自然の気から、心のはたらきとしての気まで、さまざまなレベルにおいて用いられる。

気功では、それを単なる言葉のレベルに留めず、その言葉のもつイメージを、体験的に自分の確かな感覚のなかに位置づける。そして、〈私〉が〝気〟に満ちて充実し、また〈私〉の体内に流れる〝気〟が体外の天地自然の〝気〟と融合し、活性化するトレーニングをおこなう。体外の〝気〟と融合し交流するには、「私と、私以外のもの」という区別を明確にしたアイデンティティの鎧を少しはずさねばならない。そこでたとえば、ただ立ち尽くすという気功法を実践することが、自分が自然の一部として自然の〝気〟の流れと融合し、存在の根元において深く自分を体験しなおす、ということにつながっていくのである。

〈私〉の体が能動的に生きる〈私〉の一部であり、同時に、そこに〈私〉が生きる場所を与えられた自然の一部としての体としても体験される。〈私〉のアイデンティティが〈私〉の身体に支えられ、その身体を感受した〈私〉の感覚体験によって、「私と、私以外のもの」とのぼんやりとした接点をそこにかたちづくる。それは、より広い〝気〟のアイデンティティに〈私〉のアイデンティティが重なることで〈私〉という個がきらめく瞬間である。Aさんにあって、右手と左手の体験をともに生かそうとする姿勢に象徴的に現れているありようである。

〈私〉のアイデンティティ感覚は、主観的な身体感覚を通して「一定のまとまりをもつもの」として感じられる、主観的身体のアイデンティティ感覚である。しかし、そのアイデンティティ感覚の形成には、〈私〉が自分の中心と思っている自我意識とは別に、もうひとつ〈私〉の存在が属するより大いなるものの中心を感じることが求められる〔濱野・一九九七年b〕。そして、この主観的身体のアイデンティティ感覚が生み出す境界の揺らぎが、ここでいう「大宇宙に漂う〝気〟のアイデンティティ」へとつながるのである。

しかも〝気〟のアイデンティティというのは、本来、個別なものではない。アイデンティティという言葉が現代の用法で使われるようになる少し前、ユング Jung. C.G. は『タイプ論』の定義で、ドイツ語の Identität という言葉について「心理的に（客体と）同じ状態にある場合を同一性（アイデンティティ）と呼ぶ」と述べ、それが主客未分化な無意識の状態であることを指摘している。

ここでの〝気〟のアイデンティティとは、むしろそちらに近い響きをもっており、ユングのように西洋の立場からみると、〝気〟のアイデンティティは、そこから自我意識が自他を明確に区別して立ち上るべき心の基盤、出発点のようなものである。ユングはこのアイデンティティと自我の関わりを「神秘的融即」という概念を使って繰り返し振り返っている。そこでのユングの姿勢には、この意味のアイデンティティの状態に対してアンビヴァレントな態度がみられ、本論との関わりで興味深いものがある。その点については詳しく論じたことがあるので、そちらを参考にしていただきたい〔濱野・一九八八年〕。

しかし、私たちにとって「〝気〟のアイデンティティ」は、ある側面からみると主客未分化とされるこのアイデンティティを〈私〉個人のアイデンティティとのつながりでとらえ、けっして、個人のアイデンティティがそれと対立するものとは考えない。それが、「Aさんにとっての右手の体験」と「左手としてのAさん個人の体験」という身体の二重性として現れたことなのである。

Aさんのその後の展開は、Aさんらしいオリジナルな気功法の創造と、地域での地道なメッセージの発信へとつながり、それじたい興味深いものだが、本論では、Aさんが〝気〟に親しむことによって、その独自の体験をより理解しやすく、抱えていきやすいものにすることを可能にしている、ということを指摘するに留める。また、そのAさんの体験様式は、一見、特異なものにみえるが、私たちにとって本来馴染みの深い様式であり、私たちの個人のアイデンティティを理解するためにも参考となる視点であることを、再度ここで述べておきたい。

さて、序章の最後に、このAさんの体験様式から、私たちにも使うことのできる覚醒のためのヒントをここで少し紹介しよう。

日常の自分の活動の場で、ちょっと目を閉じて、気持ちを落ち着け、自分の体の感じていることに目を向けてみる。たとえば、おなかの辺りの力の入らない感じや、頭の芯にある塊の感じ、そういったものを感じることができたら、しっかりとそう感じている自分を味わってみることだ。Aさんの右手のはたらきは、私たちのからだのいたるところに顔を出している。「ちゃんと力の入らないおなか」や「芯に塊のある頭」などは、Aさんにとっての右手のようなもの。自分の体の一部が感じていることにしっかりと目を向け、尊重することが大事である。

そして、その感じを丁寧に見つめ、つかんだら、目を開け、「いま、ここで、自分のするべきことはなにか」、考えてみる。体の一部が感じる思いは、Aさんの右手のように、〈あなた〉という存在の一部が〈あなた〉にメッセージを送っているのだ。そして、どうするかの判断は〈あなた〉がする。ここで大切なことは、体のメッセージのほうが正しいと単純に思いこまないことである。体のメッセージと、いま自分がすべきこととのあいだで、少し対話し、自分の責任において判断をする。そうした判断は、私たちが全身でその活動に取り組む準備ができたことをあらわす判断である。

Aさんにとっての右手の感覚は、私たちにとっては、私たちの身のまわりにいくらでもある「私以外の存在」に対する感覚である。「〝気〟のアイデンティティ」という観点からみると、この二つは本来、同一であり、目前の他者を私たちが真摯に受けとめ、〈私〉自身の考えと同居させながら生きようとすることと重なってくるものと思われる。ユング(1921)が「主客未分の無意識的なアイデンティティを意識的な努力によって高めていくこと」の崇高なあらわれとしてキリスト教の隣人愛の理想をとらえたのも、このこととあながち無関係なことではない。

身体を軸に深く自分自身とかかわることが、この世界で他者とともにより良い暮らしを生きようと努めることにつながっていく。そのありようを、以下、〝気〟という観点から検討していきたい。

第一章

黒い身体の発見

身体の一回性

日本語の「気」は、日常の会話で非常によく使われ、便利な言葉である。というのも、この言葉は自然のできごとから人間の心にいたるまで、幅広いさまざまな事態を表現する言葉として用いられており、また、人間のさまざまな状態や特徴をあらわしもする。

たとえば『彼と話していると、気が疲れる』といった人間関係をあらわす文を考えてみたい。これは言いかえれば、おおよそ「彼と話していると、精神的に緊張し、疲れる」といった意味になるだろう。ところがこのように言いかえると、『気が疲れる』という表現に比してどこかぎこちない。疲れたのは、心だけでも体だけでもない。その両方を含みながらはたらく、彼とのあいだの微妙な緊張関係の全体が疲れているのだ。そういった全体的な事象を「気が疲れる」という表現に含めているのである。疲れるのは〝気〟であって、話し手や対象に限定されないある拡がりをもった何かが疲れていく。

『気が疲れる』という表現から、〝気〟にこだわりつつ自分の心のありかたを検討していくと、そこでは〈私〉が疲れるというよりは、〈私〉も大きく関与しているにはちがいないが、しかしそれでも単に〈私〉だけではない何か――それは〝気〟とでもいうしかない何か――が疲れた、というほうが適切なように思えてくる。言葉のあやといえば言葉のあやだが、この言葉のあやそのものが〝気〟という言葉に生気を吹き込み、〝気〟独自のイメージ世界の存在をはからずも主張することになっている。

このイメージ世界は、「相手と私という、いまここに現前している二人の人間が具体的に向かい合っているという一回かぎりの状況を、それぞれがどのように生きたか」ということに関わるイメージがはたらく世界である。『気が疲れる』という表現がとらえている世界は、人間が居ようが居まいが存在すると思われる物理的に普遍的な物質世界でのできごとではなく、また、論理的・哲学的に構築された普遍的な精神の世界でのできごとでもない。たまたまある場所に居あわせた複数の人間がその場でたがいに影響し合い、いまそこで一回かぎりの「生きたコミュニケーション」が生じている。その一回かぎりの「生きたコミュニケーション」の根源にあるはたらきをとらえようとするとき、〝気〟が有効な視点を提供してくれているのである。

一回性の「生きたコミュニケーション」のなかで形としてきわめて残りにくいはたらきそのものの意義を理解することは、心理臨床学にとって、もっとも大切な部分である。そして〝気〟という日本語表現がとらえようとしているところも、まさにそのはたらきにある。そして、〝気〟が心と体の両面にまたがっているように、この一回性の「生きたコミュニケーション」は、そのコミュニケーションをおこなっている当人たちの体から、一回性の身体を浮かび上がらせる。

ポーランド現代美術の代表的作家のひとり、アルトゥール・ジミェフスキ(1966-)の作品、故郷ポーランドを第二次大戦前後に離れイスラエルに移ったポーランド移民が過去の記憶を頼りにポーランド語の歌を歌う『われらの歌集』に、国立国際美術館の加須屋明子氏の紹介を通して触れる機会があった。

高齢のポーランド移民に、もはやしばらく使ったことのない母国語で覚えている歌を歌ってもらうよう依頼することを繰り返し、彼らのなかに次第に歌がよみがえってくるさまを、淡々と描く映像作品である。そこには、「一回性」の身体が個人の心と体のなかに脈々と生きつづけているさまが、迫力をもって描かれている。

ひとりの老紳士が、ユダヤ人として迫害を逃れ、故郷に帰れなくなった苦難の人生を刻みつけているかのような、こむずかしい表情で登場するのが印象的だ。その老紳士がポーランド語で歌を歌おうとするたびに、だんだん生き生きとした何かがそこによみがえっていく。老紳士の歌う姿に、青年の頃の姿が重なって見えるような気がしてくるのだ。自分の声で歌を歌うことは、遠い過去を単に思い出すのではなく、その過去をいまここに呼び出し、新たにそれをいまこの状況のなかで生きることにつながる。

歌うという作業は、いまここで、声を発し、その声を自分でも聞き、声が消えていくのを身をもって感じる、一回かぎりの経験である。そこで思い出された歌そのものが重要なのではない。誰もが歌うことのできる歌、メロディ、歌詞そのものではなく、それが誰かによっていま歌われている、そういう「一回かぎりのできごとがここに生じている」ということが大切なのである。一回かぎりの主体のリアルな経験が、私たち観客の心に訴えかけ、私たちの心をどこか奥深く活性化する。

いまここに、この老紳士は確かに何かを感じ、経験しながら生きている、その主観的でありかつリアルなできごとは「この世の確かなできごととしてこの人に生じているのだ」ということが私たちによく伝わってくる。たがいに同じ人間として関わるこの世界の確からしさに触れ、それぞれが自分以外の他者とつながっていく通路が、かすかにそこに立ち現れてくることを、見る者はまざまざと体験させられる。このように、一回かぎりの主観的な経験が、繰り返し可能な他者との共有された客観世界ともつながる、そのありようをジミェフスキは芸術作品に結晶させた。ここで「主観と客観」「有限と無限」の二重性を担っているのは、老紳士の歌う姿と声である。

響いては消えていく歌声としての身体のこの側面こそ、〝気〟が具体的な経験のなかで現れてくるそのありかたを、もっともよくあらわしている。そこには、死んだ存在ではない生きた人間の拠って立つべき地平がよく現れているのだ。

気についての考えかた

ところで、日本の心理学ではこれまで、佐藤幸治〔一九四四／一九六一年〕、千葉胤成〔一九六二年〕、村瀬孝雄〔一九八一年〕、そして筆者〔一九八七年ほか〕や下山晴彦〔一九九二年〕、南博〔一九九二年〕、黒木賢一〔二〇〇六年〕が〝気〟の心理臨床の可能性を探る論を展開してきた。

佐藤〔一九四四年〕の論は、心身の修養という観点から詳しく〝気〟について論じているが、残念ながら戦時下という時代の〝気〟に流された国威発揚の色調が強く、問題の残る部分も多い。とはいえ佐藤〔一九六一年〕は、中国古来の〝気〟の理論と西洋の伝統的な気質論を比較検討し、気質はかなりの部分遺伝的なものだが、体質と同様に、心身の訓練などを通してある程度変えていくことのできるものだ、とする興味深い論を展開している。

また千葉〔一九六二年〕は〝気〟のもつ「情緒性」に着目し、ボルノー Bolnow, O.F. の気分説と関連させつつ、感情優位の精神文化の問題として〝気〟を論じている。

さらに村瀬〔一九八一年〕は、ジェンドリン Gendlin. E.T. のいう「体験過程」論に注目する。ジェンドリンは「心身未分の全有機体として」自分自身を感知していることに焦点をあて、その「もっとも具体的な経験の流れ」である「体験過程」を重視する。村瀬は、ジェンドリンのこの姿勢が心理臨床実践において非常に重要であることを指摘し、そこから、日本語の「気」の表現が、心身未分の概念以前の具体的体験に開かれた感受性の検討に適切な切り口を提供するのではないか、と論じている。ジェンドリンは、後にみるように「一人称の科学の提唱」をつうじて本論ともきわめて重要なかかわりがあり、相当に早い時期での村瀬の指摘は、非常に興味深いものである。

また、下山晴彦〔一九九三年〕は、心理臨床の面接で生じるできごとを「気」の表現を活用した観点からとらえようとする。さらに、南博〔一九九三年〕は、日本語における「気」の表現に注目し、「気遣い」「気がとおる」「気がある・する」などに注目して独自の見解を述べている。筆者も同様に、日本語表現としての「気」の観点から、すでにいくつか気について論じてきた〔一九八七年a／一九八七年b／一九八七年c／一九九六年b〕。

さらに、トランスパーソナル心理学を学び、一方で東洋の伝統的な中医学や気功と心理臨床とのつながりを議論し、東洋医学の視点から心理臨床をみていこうとする論を、黒木賢一〔二〇〇四年／二〇〇六年〕が展開しており、非常に興味深いものである。黒木は、東洋医学の伝統的な視点がいかに心理臨床に役立てられるかということに焦点を絞っている。

また、精神人類学という独自の領域を開拓し、心理臨床学も射程に入れて幅広く探究した藤岡喜愛〔一九九三年〕のイメージ研究は、身体性イメージの研究と中国の気功とを結びつけ、非常に刺激的な論を展開している。これは筆者が身体の問題を考えるにあたりもっとも示唆を得た議論のひとつである。藤岡のいう「身体性イメージ」は、身体を対象化して扱うことのできる客観的身体から「それぞれのその人自身にしかわからない身体感覚を基礎とした主観的身体」を取り出すことを可能にする鍵言葉である。そして、〝気〟の体験を身体性イメージとして理解することで、言語表現としての「気」のイメージと具体的な経験がつながることになる。

心理臨床学や心理学以外の領域に眼を移せば、〝気〟は東洋における心身論の鍵概念として実に多くの人に検討されている。〝気〟が中国思想の要であることを考えると当然のことだが、福永光司をはじめ、坂出祥伸、三浦國雄など、もうすでに重要な議論はずいぶんと積み重ねられ、書物も多く世に出ている。

そういった錚々たる先達の思考をたどることは私の荷に余ることであり、また、そういった視点からみると、この論考もきわめて稚拙なものであろう。私としては、この論考が心理臨床学を出発点としており、そこでは「実際に生きている私を含めた一人ひとりの小さな人間の視点から見える事実に従おうとする」ことだけを拠りどころとするしかない。そのうえで、広大な思想のなかにそれを位置づけることができれば、と願っている。

そういったなかで、比較的心理学に近いところで〝気〟について語り続けた湯浅泰雄〔一九八六年／一九九〇年〕は、中国医学に現れる〝気〟を研究し、数世紀にわたる臨床記録をもとに、〝気〟が西洋の医学モデルでは証明できない「生体に特有の何らかのエネルギー」だろうと論じている。こういった考えかたは、近年みられた気功の日本におけるブームともあいまって、一般にかつてほど拒絶されずに語られるようになってきている。また、中国の気功の研究学会である人体科学会に倣って気功の研究を中心とした学会として、日本でも人体科学会が設立され、この線に沿った研究も種々の領域でおこなわれている〔湯浅泰雄・一九九三年、鎌田東二・一九九三年〕。こういった研究は非常に刺激的であり、私たちの暮らしのある本質に触れていると感じさせられることが多い。しかし、〝気〟を独立した何らかの単体ないしは単一現象を指し示すように用いることには、なお慎重な姿勢が必要であろう。

「気」という言葉は、非常に大きな広がりをもった、イメージ喚起力に優れた言葉である。したがって、説明のつきにくい現象にでも「気」という名称を付与してそれほど違和感を抱かないことが多く、その結果、〝気〟を素朴に実体化してしまう危険性が常につきまとう。たとえば、近年注目されつつある相補・代替医療のなかで、「エネルギー医学」の議論はずいぶんと実証的になされつつあり〔川嶋朗／班目健夫・二〇〇七年〕、「気」もそのような文脈で検討されることもあるだろう。実際、帯津良一〔二〇〇七年〕は気功をエネルギー医学のなかに位置づけてみようとしている。これらの議論は非常に興味深いが、生体特有の何らかのエネルギーが起こす現象をいわゆる〝気〟との関連のなかでどのように実証的に取り出して研究することが可能か、なお今後の地道な研究をまたなければならない。

さらに、より広く心理臨床の現場での人間関係における〝気〟の問題を考えるとき、この方向での実証研究は必要十分なものではない、と筆者は考えている。つまり、そういったエネルギーの存在が実証されたとしても、それを体験としての〝気〟と同一視するかどうかは別の問題なのである。言葉としての「気」にまつわる体験的なイメージ世界は、そういったこととは独立して厳然と存在している。ここを混同すると「気」の言葉のもつ広がりが私たちに提供する人間理解の可能性を、大きく見失ってしまうことになるのである。

心理臨床は人間どうしの関わりによるさまざまな心の変化をその研究領域とするのであり、「気」という言葉が人間関係に非常に密接にかかわる言葉である以上、〝気〟について「イメージ」という観点から多角的にその意義を検討することは、心理臨床学の展開にとって非常に重要なことだと、筆者には思われるのである。

身体性イメージとは

身体は、自分が生まれてこのかたそこから離れることもできず、ずっとともに過ごしてきた、〈私〉という存在の場所である。その場所を自身の感覚を総動員して確かなものと感じられるようになることは、私たちにとって、自身のアイデンティティを強く感じる体験となる。しかも、そのときの身体の感じようには、鍛えあげた人は鍛えあげた人なりに、また、あまり身体の強くない人は強くない人なりに、それぞれの感じかたがあり、私が私の身体を感じるそのありようは、他の誰とも比べることのできない、私だけの感覚体験、もしくはイメージ体験なのである。

このように自分の身体を感じるとき、人がそれぞれ独自の体験をしており、それは近代医学的な身体の理解とは異なったものであることを、心理臨床学に近い立場から指摘したのは、先に指摘した藤岡喜愛〔一九九三年〕の身体性イメージの議論である。

「身体性イメージ」という表現は藤岡の創意による。藤岡は「意念とイメージ実体化への覚え書き」のなかで、「人体のかたちをそなえたイメージ、あるいは自分の身体全体についてのイメージ」という意味にとられやすい「身体イメージ」という表現にたいし、「『あの人は腹が減っているのだな』と感じるときの『腹が減ってる』イメージは内部感覚と呼ばれるところの一種の『身体に関するイメージ』であるので、全身の身体のイメージと区別しやすいように、こののちは『身体性イメージ』という用語を使うことにしたい」〔一六六頁〕と述べている。

藤岡は、上記の論文のタイトルからもわかるように、後年、イメージと身体の問題を気功の体験的研究を通じて追求しようとしていた。自分自身の物理的・客観的身体と主体的に関わる個人の身体性イメージの変容を通じて、独自の感覚が生まれ、それが広いイメージ世界のなかに自己を定位する作業となる。これがおよそ藤岡の構想していたことではなかったかと私は想像している。このようにして「身体性イメージ」として自己の身体をとらえ、そこに主観的な身体を〈私〉固有のものとして生み出すことで、私たちは〝気〟の大きな流れのなかに自分という定点を得ることになる。

私たちの心理臨床実践は、このように見てくると、思わぬところで体育という教育実践と接点をもっている。体育は本来、自己の身体とどのようにかかわるか、その体験を深めていこうとする教育的営みである。しかし一般の体育は、残念なことに多くの場合、身体の機能を高め、より健康に、よりたくましくということに力点が置かれすぎており、「身体性イメージ」の豊かな味わいを体験できる実践は少ない。体育が、個人の「身体性イメージ」をそれぞれ豊かに経験させ、それらをかけがえのない自身の固有の体験として大切にすることができれば、と願わずにはいられない。それは、心理臨床実践のなかでクライエントが自分の人生を大切なものとして引き受けていくプロセスを私たちが支援することと共通したものでもある。

私たちの社会は、河合隼雄が指摘したように、個人よりはその場のバランスを大切にする社会である。私たちが「場」中心の世界に生きるとき、その「場」のなかに溶け込みつつ、同時に自分を見失わないで生きることは、思いのほかむずかしい。そのような場で個としての〈私〉を生きるには、自分の身体を〈私〉の生きる確固たる場所として位置づけていくことが必要となる。生きているかぎり離れることのできない自分の身体を、反省的・主体的にかけがえのない自分として体験する。そうすることで自分の身体をしっかりと把握し、「場」のなかでの自分の位置に目覚めていくという構図が私たちの伝統文化のなかにはあったのではないか。茶道・華道など道的な修行はすべて、身体の所作ぬきには成立しない。そう考えると、直接的には〈私〉にしか知りえない〈私〉の「身体性イメージ」は、自分の生きる場所の感覚を生むうえで、非常に大きな役割を果たしているということになろう。

こういった「身体性イメージ」形成の問題は、個人がそれぞれ自分なりの人生に即した方法でとりかかるべき課題として、重要なものだろう。そのためには、身体を通じた自己感覚の形成の個別なありかたを、教育のなかでより真剣に考え、実践していくことが必要である。

黒い身体を求めて

身体をこのような視点で考えていくと、次のようなふたつの点が、重要な問題として浮かび上がってくる。ひとつは、「自分自身と周囲の環境をつなぐ、物質的に厳然と存在するこの身体をどのようにとらえるか」という点。いまひとつ、「その場合の身体は、物理的・客観的な身体ではなく、それぞれの個人が自身の個別な身体性イメージを自覚的・主体的に経験すること、すなわち主観的な身体の発見であろう」という点である。「存在は裸形をおそれて幻影をまとう」とは市川浩〔一九七五年〕の『精神としての身体』のエピグラフだが、幻影こそ、個別な生をおくる人間の個体性を養う身体性イメージとして、個々の人間存在にとって不可欠なのである。

私たちの生は、いずれ消えていく「有限」のものである。だから、この生はより大きな「無限」に支えられていると考えられる。しかし日常の私たちは、いまこのときに感じ経験していることを基礎として、それをあたりまえのこととして一日を過ごし、明日を迎えている。そういう日常を生きる感じかたを土台として考えを進めていくと、あたかも、いずれ消えていく

「有限」のものが「無限」を生み出していくような姿が見えてくる。これは事実の転倒かもしれないが、そこに生まれる実感は、心理臨床学の扱うリアリティの地平としてきわめて重要な次元である。「有限」な幻影こそ、私たちにとってリアルなものなのだ。

この「有限」と「無限」のはざまにあって、私たちが私たちとして存在しているあたりまえの基盤となりリアリティの地平となっているのが、私たちの身体である。

「営魄《えいはく》に載りて一《いつ》を抱き、能《よ》く離るること無からんか」〔福永・一九六八年〕とは『老子』第十章の始まりだが、〝気〟の思想の中核をなす老子の考えは、その点を巧みに表現している。営魄《えいはく》とは、「活発な生命活動を営んでいる人間の肉体、生きている体《からだ》」〔五五頁〕をいい、この生きた体を場所として、一《いつ》を抱く。この「一《いつ》」は、まさに「一《いつ》」としか呼びようがなく、すべてがそこにある存在の根源態としての「混沌」をあらわしている。有限の生きた体であると同時に、全宇宙の混沌塊としての「一《いつ》」、すなわち無限をそこに抱いているのだ。

そのあと老子は以下のように続ける。「気を専《もっぱ》らにし柔を到《きわ》めて、能《よ》く嬰児たらんか。玄覧《げんらん》を滌除《てきじょ》して、能《よ》く疵《そこな》うこと無からんか」。

福永〔一九六八年〕によると、「気を専《もっぱ》らにし柔を到《きわ》めて、能《よ》く嬰児たらんか」とは、「体内の精気を消耗させないように完全に保って、大人の淫らな欲望にかき乱されない嬰児のように、この上なく柔軟な精神と肉体をもつ」ということである。「体内の精気を消耗させないように完全に保」つということは、私たちの議論から見ると、外界との交流を避け、純粋に内的世界に生まれ出てくるものを大事にするということになろう。そして、そうすることで、自分の中に生ずる固有の感覚を、他と比べることなく自分だけの基準において味わう、ひとり満ち足りた世界に遊ぶ嬰児となることを目指すのである。

〈私〉が一人の有限の人間としてこの世界に生きることは、有限の〈私〉の感覚をとりもなおさず〈私〉固有のものとして体験し、大切にすることからしか、始まらない。〈私〉自身が体験する主観をもっぱら大切にし、そうすることではじめて、同様に自分の主観的な体験を生きる他者を尊重する姿勢が生まれる。それは、大人社会の妥協や競争のなかで他者と関わることではない。

そういった姿勢を生きていくために、私たちは、いまここに生きる自身の心と体を活き活きと生きつつ、「一《いっ》」から離れないようにすることが求められるのである。

さらに福永は「玄覧《げんらん》を滌除《てきじょ》して、能《よ》く疵《そこな》うこと無からんか」というくだりを次のように解説する。玄覧《げんらん》とは、「玄冥の処に居りて万事を覧知するもの」であり、それはすなわち「心」であり、この一文は「其の心を洗って潔清《きよら》かならしむるなり」というように捉える。「玄」という立ち位置からものごとを見ること。「玄」という立ち位置は、私たちの日常の自我意識のはたらきによるものごとの把握とは異なって、より根源的でありかつ冥《くら》いところにあって、ものごとのありようをそのまま映し出す、澄みきったまなざしの生まれる場所である。

有限の生の器であり無限ともつながる身体としての営魄《えいはく》に載り、混沌の一《いつ》を抱きそこから離れないようにすること、気を専《もっぱ》らにして、嬰児のように主観的世界を生きる、そして、「玄」という立ち位置から見えてくることをそのまま素直に向き合おうとすること、それらは、〈私〉がこの身体を生き、この身体とともに生まれるさまざまな「幻影」を〈私〉という有限の存在ゆえの〈私〉の主観として大切にし、それをそのまま、根源にある無限の「玄」とつながった現れととらえる、そういう姿勢をあらわすものととらえていきたい。この姿勢は、心理臨床家として他者の生命《いのち》とかかわるための大前提となる姿勢だと私は考えている。

「玄」は老子の思想のなかで、あらゆるものが生まれる根源として重視される。福永〔一九六八年〕は、老子の哲学を「〝玄〟の哲学」と呼び、次のように解説する〔一一三頁〕。

玄とはもともと暗く定かでないもの、ぼんやりとして捉えどころのないものを意味し、色でいえば黒い色を意味する。ただしその黒は真《ま》っ黒な色ではなく、何度も染められて真っ黒になる一歩手前の色、わずかに赤みをおびた黒い色である〔『説文解字』段玉裁注〕。それは暗く定かならぬものを意味するという点では、万物を生成する道の不可思議なはたらきを形容する言葉として用いられるが、何度も染められた黒い色を意味するという点では、年功を積んでいる、経験を重ねている、青くささが抜け落ちて老成しているという意味をも一面において含む。

私が本書で提示したいと考えている身体は、物質としての身体ではなく、心と体がそこにひとつのきらめきとして活き活きと生きる、いまここにある存在としての身体である。この身体は、一人ひとりの人間にとって、それぞれが独自に固有の生をつむぐ場所であり、同時に、つねに一回かぎりのできごとが生まれ、感じとられていく、経験の連続体でもある。それは、ふだん私たちの意識にはなかなかとらえられにくい身体なのである。

この身体は、私たちが新しい視点を身につけていくことによって新たに発見しなければならない身体であり、それを「玄」としての身体、すなわち〝黒い身体〟と仮に名づけておきたい。〝黒い身体〟は、可能性としてある身体であり、それじたいは、私たちが自身の身体を主観的に生きることを通じてのみ、その先にあると思える、潜在力としての身体である。

私たちが直接経験するのは、主観的に生きる身体であり、「身体性イメージ」として私たちが経験する心と体である。そして「身体性イメージ」のひとつの表現が、〝気〟の体験として語られることになるのである。

第二章　気功と身体

身体性イメージの形成

〝気〟は身体と無関係に論じることはできない。そこで、身体の訓練を〝気〟との関連で問題にする方法論として、本章では気功に注目していくことにしたい。

「気功」とは、中国のさまざまな心身修養技法を総称したごく大ざっぱな名称だが、そのなかで内養功・内気功などと呼ばれるものは、〝気〟のイメージ世界をじょうずに用いながら「身体性イメージ」を形成していく方法論として優れたものである。

気功というと、マスコミを通じて騒がれた外気療法や超常現象の類、触れずに相手を動かしたり飛ばしたりする不思議なパワー、といったイメージが一般に強いかもしれない。しかも、それらにはまだまだ評価の定まらない部分が多くつきまとい、ときには滑稽にさえ思われることもある。まさに〝気〟のイメージに振り回され自分を失っているようにもみえるのである。

しかし気功は本来、もっと地味に、自分自身の身体内の〝気〟の活性化をめざし、精神的にも身体的にも調和した状態を養うことを目的とした内養功のほうが本来の姿である。その意味での気功は、身体をゆるやかに動かし、健康維持や健康増進にも役立つようである。

ただし、気功本来の目的は、病気の自己治療やたんなる健康増進にあるのではなく、「天人合一」の思想を背景とした、大宇宙との調和的生活の形成にある。それを心理学的に言いかえれば、自己の身体感覚に静かに耳を澄まし、身体の感覚が産み出すイメージを縦糸に、〝気〟のイメージ世界の広がりを横糸に、「この世界のなかにいる〈私〉」という独自のアイデンティティ感覚を織りあげていく、ということになろう。〝気〟のイメージ世界のなかに〈私〉という一回かぎりの個別な生をしっかりと織り込んでいく作業といってもよい。

気功には、中国においてすらさまざまな流派があり、内気功としての気功でも、ひとつの気功法についてさえ個々の動きや説明は、伝える人一人ひとりで異なるといってもよいようなところがある。実際、気功を身につけていくうえで重要なことのひとつは、教えられた動きを真似しつつ、繰り返し何度も自分の身体感覚とその動きを照合させ、自分に合った動きをつくっていくことにある。もちろんそのばあい、自分に合うような動きをつくることで、自身の精神や身体の癖・偏りに触れないような楽なものをつくろうとするはたらきが生じることになる。そのために、ひとつの流儀の気功にはそれに即した功法がそれぞれある程度一定に定められており、また、先生について学ぶことが重要とされるところなのであろう。

日本における気功の紹介は、津村喬〔一九九〇年〕や山部嘉彦〔一九九四年〕らのすぐれた書物がすでに出ており、全体的なイメージをつかむには、まずそれらを読まれることをお勧めしたい。

本節では、気功についての具体的な研究に進む前に、気功練習における重要な概念である「鬆静自然《しょうせいしぜん》」について私なりに理解していることを述べておくことにする。「鬆」とは放鬆《ほうしょう》のことで、身体のリラックスを指し、「静」とは入静《にゅうせい》のことで、心のリラックスをあらわす。この放鬆と入静が自然に生じるように努めること、それを鬆静自然という。

放鬆《ほうしょう》とは、気功をおこなうときに目指される身体のリラックスのありかたをあらわす表現である。「鬆」は野菜などに「す」が入るというときの「す」を意味し、この語はスカスカと通りの良い状態のイメージをもっている。すなわち放鬆とは、身体を解放し〝気〟の通りのよい状態へと身体を導いてゆくことである。身体は緊張が続くと、こわばったり肩が凝ったりと、鎧のように固まっていくものだが、放鬆では「放」の字が示すように、その鎧を解き放つ、身体に閉じ込められている〝気〟を外に向けて広げる、といったニュアンスをもつ。

一方、入静《にゅうせい》とは、気功をおこなっているときの心の状態の目指すところをあらわした言葉である。中国では「心猿意馬」という表現があるように、心は猿のようにあちこち動きまわって落ち着かず、意はひとたび走ると馬のように駆けて留まらない、といったイメージがある。入静とは、そのように外にあるさまざまなものに向かいやすい心の方向性を内に向け、中に「入れて」いくことで、内なる一点において静かにまとまりをつけてゆくことである。そして、そのようにすることで自分という存在全体の中心の感覚を養っていくことが、気功の目的となるのである。

「身体は外に開き放ち、心は内なる中心に収斂させる」という説明は、それ自体すでに「身体性イメージ」を喚起するものである。身体をゆるめ、外に開き、自分の内と外の壁が薄れ、天・地・人の〝気〟が自由に流れやすくなると、逆に、身体の内部に心が収斂する内なる中心としての場所が形成される。山部〔一九九四年〕が述べていることは、この事情をよくあらわしているので、ここに引用しておきたい。

天地のはざまに天柱として立ち、鬆と静を守れば、人心すなわち丹田に向かう力が生まれ、脊柱は大地の椿（くい）となり、天への塔となります。……すなわち、最初の意念、最少の意念としての自覚、私は私であるという思い、信念です。今ここに私が存在するという意識。それは確かではあるけれどもほのかで淡いものです。……気功はここから始まります。

気功では天地人のうち人の側にある中心を「丹田」と呼ぶが、この語じたい、まったくイメージそのものに満ちた語である。丹田とは、へその下少し内側にあるといわれたり、命門（へその裏の背中側にある重要なツボの名称）の内側あたりといわれたり、または上丹田・中丹田・下丹田といったいいかたをしておおよそ額の奥の方、胸の奥の方、へそ下の奥の方といった位置を定めたりと、さまざまな場所があてがわれている。

この事実は、「丹田」が身体のどこか定まった場所をあらわすいわば地名のような言葉ではなく、「丹薬を練り育てる練丹の場」というその部分の特徴をあらわす言葉だ、ということを考えるとあたりまえのことではある。ただここで重要なことは、「丹田」は普遍的に定まった場所ではなく、それぞれの個人が自分の丹田の位置を探り定める、すなわち自分の中心を定位していくことを大切にしてきた結果が、さまざまな丹田の位置説につながっているという点である。

自分の身体との関わりを、気功というまさに〝気〟を扱った心身のトレーニングのなかでイメージ化し、イメージ世界のなかに自分の位置をしっかりと形成してゆく作業は、心理学的には、アイデンティティ形成の問題とみなすことができる。おそらく私たちの生活する〝気〟の文化の優勢な世界では、気功を続けることで生じる心身の変化を、心理学的な自己形成のモデルとして検討することが可能なのではないだろうか。今後はそのあたりの「身体性イメージ」形成のプロセスを検討し、〝気〟の心理臨床学的研究の基礎としていきたいと考えている。

気功におけるイメージ

姿勢の調節、呼吸の鍛錬、心身のリラックス、意念といわれる一種のイメージの利用、リズミカルな動作などを通して気のトレーニングをおこない、心身の強壮・保健などをめざす、中国で古来から伝わり現在もなお変化しつづけているさまざまな自己心身鍛練方法を総称して、私たちは一般に「気功」とよんでいる。

気功の実践方法は、古典的なものから、近代に入って編集されたもの、いまなお新たに創作されているものなど多様であり、またその方法も、身体の動きに力点のあるもの、イメージに力点のあるもの、呼吸に力点のあるものなどさまざまである。したがって、ひとくちに気功といっても、どの功法を主に実践しているかによって、そこから体験的に学んだことを伝えてもずいぶんと異なったものについて語っている可能性があるということを知っておくほうがよいと思われる。

気功では、それを実践する者が自身の身体感覚を通じて〝気〟を感じ、体験的に〝気〟を理解していく。その際に、一定の身体の動きや姿勢を通じて、これまであまり意識して経験してこなかったある種の感覚体験が生み出され、それを〝気〟というイメージによって主体的に自身の意識内に位置づけるといった一連の作業をおこなっていく。そして、そのようにして得られた体験としての〝気〟が、また新しい導きの糸となって、新たな〝気〟の体験を生む、という螺旋的循環が繰り返され、洗練されていく。すなわち、イメージという観点から見ると、気功とは、〝気〟イメージという「身体性イメージ」による身体図式の再編と自己のアイデンティティ感覚の拡張を進める訓練システムなのである。

ところで、「気とはいったい何か?」という問いは、気功を説明するときにまず聞かれることである。そこで〝気〟についての筆者の考えを、繰り返しになるところもあるが、あらためて少し整理しておきたい。

まず第一に、「気そのもの」とでも呼べるような単一の何かがあるとは考えないことを、〝気〟について検討していくときの前提としたい。〝気〟を科学的に検証するというと、たとえば外気をさまざまな計測装置で測定する場面を連想されるだろうが、そこで測っているものがはたして〝気〟だということになるだろうか。これはただたんに現象の説明を、既存の別の科学的な言葉に置き換えたにすぎないのである。

また湯浅泰雄（一九九一年）によると、経絡の道筋の実証的研究では、ツボ（経絡）どうしの電気的なつながりが確かめられているらしい。経絡は「気の通り道」と考えられているので、このばあい、そこで確かめられた電気生理的な概念に〝気〟を置き換えていくこともできる。しかしながら、その〝気〟と先の外気の〝気〟が同じ科学的言語に置き換えられるとは思えないのである。

つまり、「気というなんらかの統一的な実体的エネルギーがある」ということなのかどうかは、いまのところわかっていないし、まったく別々の物理現象や生理現象もしくは心理現象を扱っているのかもしれないのである。ただ、このようにそれぞれ独立した別々の次元のものかもしれない現象群を、「気の現象」というコンステレーションのひとつひとつとして見、全体を連関させてしまう動きが、〝気〟という言葉にあることを、第二の前提としておきたい。

無数の具体的個別経験の集積としての東洋医学がバラバラにならずにまとまった体系をもちえるのは、まさにこの〝気〟のはたらきによる。個々の現象のなかにそれらをつなぐものとしての〝気〟が内在するのではなく、人間にまつわるさまざまな現象を〝気〟という視座によってつなげてみる強力なパースペクティヴが存在するのである。したがって、個々の現象をいくら検証してもそこから〝気〟が見えるものではない、と筆者は考えている。

この第二の前提は言いかえると、多様な個々別々の現象を説明する言葉として〝気〟がある、ということになろう。あらゆるものを〝気〟としてみる視点を提供する「パースペクティヴとしての気」、万物と化学反応を即座に引き起こし「〜についての気のイメージ」を形成するイメージ語、それが〝気〟である。

そのばあい、関与する当事者が「それを〝気〟によって説明することが自分にとってわかりやすい」と感じていることが必要である。そして、そこで当事者が主観的・主体的な経験として説明する具体的な現象にまつわる〝気〟を、その人の「気イメージ」とここで呼ぶことにしたい。また気イメージは「身体性イメージ」として、それを語る人の体験的な実感とかかわるものであり、そのひとまとまりの語り全体を、その人の「気イメージ体験」としてとらえておくことにしたい。

立つことを感じる

筆者はかつて、気功を知らない学生に「ただ立つ」という体験をしてもらい、その間に気づいたことを報告してもらい、気功経験者の同様の手続きで得られる報告との異同を検討しようとした〔濱野・一九九八年b〕。

学生は三分間ずつ閉眼で、休憩をはさんで二度立つことを求められ、その間の経験について報告が求められる。足は肩幅よりやや狭く、並行にして立ち、両腕は組んだりせず静かにおろしたままにしておく。「目を閉じて、そのまましばらく静かに立っていてください」と教示し、三分経過後に開眼してもらい、「いま立っていたあいだに、自分の身体の動きや変化についてどのようなことでも、気づいたことを教えてください。また、心の動きについてもどうだったか、気づいたことを教えてください。」と伝え、報告を受けた。またその後、同じように、しかし今度はできるだけ自分の身体の内側の動きや外側の動き、心の動きを眺めるように教示し、もう一度、三分経ってから報告を受けるようにしたのである。

そのなかの気功を知らない学生と気功経験者の代表的な二人の報告を比較すると、それぞれ次のような特徴があることが推測された。

気功を知らない学生は、まず、自分が立っているときに身体が意外とフラフラしていることに驚き、それから、外から聞こえてくる音に引きずられていろいろな連想が湧いたり、昨日のことを思い出したかと思えば、足の疲れを意識し、またふと「自分はいま何をしているんだろう」と思ったり、活発に心が動いていたことが特徴であった。

これに対して気功経験者の報告は、すでにはじめから自己の身体内の感覚に焦点があてられており、あまり外界の物音に気をとられていない。気功の練習を通じて自分の体験を「気イメージ体験」としてとらえる訓練がなされていることが、そこによくあらわれている。呼吸への注意や身体のバランス感覚への注意を「気イメージ」として見ることで、気の滞りなく静かに流れる状態という一定の暗示されたイメージに、注意集中していくのである。これは一種の自己催眠暗示ということもできるだろう。

この点は気功にかぎらず、ヨーガや禅など身体を使った修行体系の特徴だと考えられるが、身体の動きや姿勢への注意が精神の安定した静穏な状態へと入っていく導入になっていることの例である。

ところでこの関連でまさに興味深いのは、次の報告である。気功未経験者の二回目の報告のなかで、今回は自身の身体の動きに注目するようにという教示のもとでおこなったからであるが、「さっきよりはフラフラしてなくて……この辺の首筋から足の下のほうに一回、ちょっとちゃんとつながったという感じがしたんです。棒が入ったというか。そして、その時がいちばん身体が安定して立っている感じがしたんですけど」という報告がなされる。

筆者が学生に「安定して立つように」と教示したわけではないにもかかわらず、この学生にとっては、立つことを通じて自分の身体の動きに注目を続けることじたい、重力という自然の力に反して自己をしっかりと安定させ定位していこうとする動きを生み出している、と考えられるのである。

「身体に棒が入って、身体がいちばん安定して立っている感じがした」というとき、この人は何らかの身体感覚を経験しているはずである。これを気功的に説明すると、天と地のあいだに立つ人が、天地人の合一体となり、天から流れる気、地からたちのぼる気、そして自身の身体のなかの気がひとつならりとなって静かに交わる体験への一歩をしたということになる。一本の棒がしっかりと大地に打ちつけられ、立っているイメージは、ただ静かに立つ無極站椿《たんとう》功や自然站椿《たんとう》功といわれる気功の「站椿」の文字どおりの意味である。気功の未経験者が自然に体験している身体感覚に意識的に注目し、このように気のイメージによって再編し、立つということを「気イメージ体験」として深めていくことが、気功の練習である。気功はこの自然な体験を出発点とするものであり、けっして不可思議な超越的な体験に一度に跳んでしまうものではない。

気功は先に述べたように、天地人のつながりのもとに、ひとりの人間として主体的に立つことを楽しむが、そこでは「自分自身が他と切り離されていない」という感覚がとても重要となる。気功の練習を独りでするのと複数人で一緒にするのとでは明らかに体験の質が変わることを経験する人は多い。また、部屋のなかで気功をするのと、青空の下や自然のなかで気功をするのも、まったく異なった経験をもたらす。あるいは、外気功が私たちにもたらす強力なイメージは「気が人と人のあいだをつなぐ」というものである。

これは、私たちが日常に抱いている「他と区別された個としてのアイデンティティ感覚」を揺さぶる体験である。身体外の〝気〟と融合し交流するには、〈私〉と〈私〉以外のものという区別を明確にしたアイデンティティの鎧を少し外さねばならない。そこでたとえば、ただ立ち尽くすという気功法を実践することが、自分が自然の一部として自然の〝気〟の流れと融合し、存在の根本において深く自分を体験しなおす、ということにつながる〔濱野・一九九八年 a〕。これが「気のアイデンティティ感覚」である。

他者の意義

ところで気功の練習は、ひとり本を読んで学び実践していくだけではけっこう難しい。自分のしていることがこれでいいのかどうか確かめようもなく中途半端な気持ちで続けていると、だんだんとやる気も失せてしまい続かなくなることが多い。気功は心身の所作を学ぶものだから、人から人へ、動きやコツを目で見て実際に身体で学び、こつこつと繰り返していくなかで培われていく必要があるのである。

したがって、その際に自分の気功を指導してくれる他者として「師」が必要となる。実際、中国でも「導引法の説明文は奇妙にして意味深長なのでまったくもって解り難く、恥ずかしいことにその法を習うことができない」という清代の学者の言を引用して馬〔一九八二年〕は、気功が文字では伝わりにくいものであることを指摘している。

気功は人の動きを見て真似ることで伝わっていくものであり、文字として抽象化されにくい、身体伝承による知である。気功で得られた知の伝統は、一人ひとりが先生の動きを見、真似、そして自分のもって生まれた骨格・筋肉・内臓にふさわしい動きに再編していくということを通じて受け継がれてきたものである。したがって、同じ名前の功法であっても、伝える人によって姿勢や動きがそれぞれ微妙に異なり、また、それを見た人が自分の身体に適した姿勢や動きをするようになることは不思議なことではない。ある種、身体の姿勢と動きの伝言ゲームであって、そこには、きわめて多様な動きと姿勢が生み出されていくことになる。

すなわち、それぞれがそれぞれの実践家による実感をともなった具体的身体による解釈であり、どれが正しい気功でどれが誤った気功だ、というものではなくなるのだ。気功の実践のおもしろいところは、普遍的・客観的な姿勢や動きを抽象化しにくい点であり、人それぞれが自身の内的な身体感覚にしたがって自分に見合った具体的な気功法を創造し、また、それが時の移り変わりによってひとりの人のなかでもどんどんと変化していく、というところにあるともいえる。

ともあれ、先にみたように気功は、自分自身に固有の〝気〟感を体験の手がかりとして、自己の経験している心身の変動を〝気〟のイメージによって照らしなおしていくひとりの作業なのだが、それが順調に進むようにするためには、一方で、直接的に指導してもらうことのできる他者の存在が欠かせない。上述のように、気功を実践する一人ひとりが各自に固有の「気イメージの体験」をしている。しかし〝気〟感にかかわるイメージ体験は、あるような、ないような、非常に微細な体験であることが多く、そのことをよく知っていると思われる他者にその体験を受け止めてもらうことが、一方でとても重要な意味をもつ。これがなければ、「それは、そのときちょっとその気になっていただけのことで、たいした感覚ではないのだ」と、注意を向け大切にされることなく忘れられてしまう可能性が高い。

個別の微細な体験を大事にすることから「気イメージの体験」に根ざした発言が可能となるのであり、そのためには、その体験に共感し、その実感の虚実を確かめることのできる他者が必要となるのである。そして、他者が存在することによってはじめて、自分ひとりでの「気イメージの体験」を深めていくことができるようになるのだ。

しかしだからといって、他者がすでに体験してきた内容に依存しきってしまうことがないようにすることは重要であり、また逆に、他者としての指導者が自分の体験と自分の能力との区別がつかず、自我肥大を起こしてしまわないよう気をつけるべきことも、強調して強調しすぎることはない。そういった他者との関わりを支えとして個別の独自な体験が生み出されてくることが、気功の練習を続けていくことのおもしろさでもある。

したがって、ここでいう必要な他者とは、指導者としての他者というより、自分の気功体験を理解し共感してくれる他者というべきかもしれない。気功仲間とでもいうべき人たちとともに練功し、気持ちよくできたことを共有できるだけでも、充分に体験を深める糸口となるからである。

要するに、人と人との関わりをつうじて、大枠での〝気〟のイメージが体験的に共有され、そこから各人がそれぞれの〝気〟を養うことになるのだが、なおその「気イメージの体験」は各自固有のものである。しかしやはり、信頼できる指導者の〝気〟のイメージに触れて自身の〝気〟のイメージを養っていかざるをえない。

このことは、心理臨床面接における人間関係にも重ねてみることができよう。心理臨床的なかかわりは、私たちの心の内容をクライエントに教え伝え、身につけてもらうことではなく、私たちの心に触れてそこでの影響関係からクライエント自身が自分の心に触れる力を身につけていくものである。それは、相手と自分の心の性質や個性が異なることをたがいに認めつつ、なおかつ信頼関係を保つことのできるかかわりなのである。

第三章　主観的身体

わたしの身体に生じる反応

心理臨床は、具体的・現実的な人と人との触れ合いのなかで、たがいに影響を及ぼしながら展開する実践的なかかわりを、心理的な援助の主要な手だてとして活用する。援助を求めてくる目の前のクライエントに対面して私たちにできることは、まず、いまここに来るにいたったこの人の現状を、できるだけ実際に即して観察し把握しようとすることである。そして、次にこの現状をともにしたところから、いったい私たちに何ができるか、あるいはこの人に何ができるか、実際に可能なことから確かめていこうとすることになる。

もっとも、ただクライエントの現状を聴き、その困難さを前に尻込みせず踏み留まることが、私たちにできる精一杯であることも多い。しかし、そこでしっかりと踏み留まり、現状に即して丁寧に耳を傾けることは、遠回りのようで、実はクライエントにもっとも役立つことのように思われる。

クライエントの語りの全体にしっかりと耳を傾けること。そのために必要なのは、〈私〉の身体のすみずみが、目の前のクライエントの語りを中心としたさまざまなできごとに、できるかぎり取捨選択なく開かれていることである。脳も含めた〈私〉の身体がクライエントの語り、クライエントの姿勢、クライエントの雰囲気にどのような反応を示すか、そこに、クライエントに触れる〈私〉の、最初の、そしてもっとも重要な手がかりがある。

そのように考えると、面接室のなかでの〈私〉の身体にどのようなことが生じているのか、そこに注目することが心理臨床の実践にとってきわめて重要だということが了解できるだろう。〈私〉の身体に生じる反応は、〈私〉にしかわからない内的な感覚、主観的な感覚である。この感覚はいわゆる身体イメージではなく、藤岡喜愛〔一九九三年〕のいう「身体性イメージ」であり、それら身体性イメージの積み重なりで形成される自身の身体の在りようを、本論では「主観的身体」と呼ぶことにしたい。本章では、そういった面接室でのカウンセラーの「主観的身体」に注目しつつ、そこから開かれる心理臨床の課題をとりあげて論じていきたい。

とはいえ、この課題は、日常の人間関係のなかにも生じている課題である。〈私〉が身のまわりに触れ合う家族や友人あるいは恋人と、どんなふうにかかわっているか。この章の論考が、それを振り返るヒントになれば幸いである。

めまいの感覚

すでに別のところで議論したことだが〔濱野・一九九七年〕、筆者は心理臨床にかかわるようになって間もない頃、いつもというわけではないが、面接中に感じる独特な身体の感覚を、面接の展開を占う手がかりとしていたことがある。本章でもその体験を検討の入口にしてみたい。

あるとき、ある青年との面接のなかで、じっと彼の話に耳を傾けて聞いているうちに、ふと沈黙が訪れ、黙ったまま静かに向かい合って、一〇分経ち、一五分経ちする頃、だんだんと目の前にいる彼だけが私の視野のなかで浮き出てくるような感じになってきた。私の目の前には文字どおり彼しかおらず、他の事物は目に入らない。そして頭がボンヤリとして、二人がともに同じ船の中にいて海の上で揺れているようなめまいの感覚に似たものを味わったのであった。

それは視覚と平衡感覚の変容をともなった一種独特の身体の感覚である。小一時間、人と向かい合って座り、相手の話に全神経を集中して耳を傾けるという作業は、人間どうしの対話をベースにしているといえば日常的な事態のようだが、実はきわめて特殊な状況だろう。小さな面接室のなかで、他に二人のあいだに交わされるやりとり以外にはほとんど入ってくる情報のないなかで、一定の姿勢を保ってずっと向かい合っていると、こういった感覚が生じるのはそれほど珍しいことではない。

それからというもの、この独特の感覚は、面白いことに他のクライエントとの面接のなかでもときおり生じるものとなった。そして、この感覚が生じるときというのは、その当時の筆者の実感として、ともに同じ船の中で揺られているイメージから来たのだと思うが、何かを共有している仲間というか、どこか底でつながっているというか、そういう心理臨床独特のかかわりが展開しているのだという手がかりとなるものであった。

こういった感覚は、自分にとって直接的に体感されるもので、この感覚体験を誰かに話して他の人はどういう感じを味わっているのだろうか、そう確かめる気持ちには当時あまりならなかった。これはどこか個人的な感覚であり、人に言ってもうまく伝わらない、自分の内的基準としてしか用いられないものと感じていたのだと思う。しかし、これこそ本章で重視している「身体性イメージ」であり、そこを出発点として考えていくことが大切なことになる。このように自分のきわめて個人的なこととしてとりあげないようになってしまうことも、身体性イメージの特徴であろう。

いずれにせよ、この筆者の「身体性イメージ」は、クライエントと向き合う面接の過程で生じてきたものだが、それは筆者の側の面接にたいする姿勢から来るものである。あるひとりのクライエントの個別な持ち味にたいする私の身体の個別な反応というものではなく、いちばん初めのときはそういう感じもあったと思われるが、他のクライエントとの面接過程においても生起しはじめたことを考えると、むしろ、クライエントの違いにかかわりなく生じるようになった、私に固有の感覚だといえるだろう。

つまりこのばあい、そういう感覚の生起が「クライエントに受容的・共感的にかかわることのできる手がかりとなる」というイメージを筆者が面接のプロセスにたいして抱いていた、ということなのである。そう考えると、この視覚と平衡感覚の変容の体験は、それが適切なものであるかどうかはいったんおくとして、心理臨床的関わりを私が形成していくプロセスのなかでの、私の側の準備態勢を整える重要な作業の一部だったといえるだろう。

先に、クライエントの語り全体に耳を傾けるには、カウンセラーの側の身体がクライエントに向かって開かれていることが大切だと述べたが、この準備態勢を整える作業は、そこにいたるプロセスのひとつだったのである。とすると、この身体の感覚「身体性イメージ」は、それぞれのカウンセラーが自分の心理臨床的かかわりをどうかたちづくるか、という姿勢表明のようなものともいうことができる。

そういう点から、筆者はその後「この面接中の独特の身体の感覚は、むしろ自分がクライエントに接近しようとする姿勢に力が入りすぎていることのあらわれではないか？」と反省し、「ともすると、クライエントの話す内容に入り込みすぎて、共揺れすることになっているのではないか?」と思い至るようになった。開かれた姿勢をもとうとする力みが、むしろ、かなり限局したところでクライエントとつながろうとすることを促進していたのであろう。

そこで筆者が工夫したのは、そういうとき頭の緊張をほぐすために、額を開き、顔面の緊張をゆるめるということだった。クライエントのある一部分にカウンセラーが波長を合わせ、つながっていくことは、相当な意識集中を要するものであり、身体的には目もしくは頭にエネルギーが集中し、眉間に力が入っているときである。それを意図的に鎮めるために、額が印堂を中心に四方に拡がるようなイメージをもち、顔面の緊張をゆるめるということをすると、頭へのエネルギー集中の偏りがほぐれ、クライエントに向かって乗り出していた自分の身体が、腹に収まって、視界が広がったのであった。

この感じは、いまのところの筆者にとって、面接中の身体感覚の調節として大切にしている感覚である。これは、注意が集中しすぎるでもなく、拡散するでもなく、腰が据わってクライエントに向かい、「これから生じることをできるかぎりしっかりと経験しよう」という意識をもつための準備となっている。

ただし、このように書いたからといって、めまいの身体感覚を面接のなかから排除しようとしているわけではない。むしろ、そういう感覚が面接のプロセスのなかで自然に生まれることと、それにたいしていま述べたような姿勢をそこにつき合わせていくこと、そのことが、クライエントとのダイナミックなかかわりに柔軟に応じていく姿勢を養うものと考えている。

　めまいの感覚は、現在ではもう少し微妙な身体の感覚に変化しているが、筆者の面接姿勢として自然に生まれてきたものであるので、それは筆者のかかわりの特性をあらわしてもいる。それに目をむけたうえで、その自分の特性のバランスをとるために意識的な工夫によって形成しようとしてきた感覚が、後者の身体の感覚である。このふたつの対立する感覚が自分のなかで適度なバランスを保つとき、クライエントに向き合っている自分の身体の自然な反応に目を向けやすくなるように感じられる。

　クライエントとともに過ごす心理臨床的かかわりの時空間は、日常の世界と切り離された固有の時空であり、それをカウンセラーの身体が「海に浮かんで揺れる船の中にともにいるような感じ」として受け止めるのも理由のないことではないように思われる。そしてまた、その浮遊した状態から、しっかりとした足場に立ってクライエントとかかわろうとする意図的な身体感覚が、頭から腹への移動、より大地に近いところに向かうのも、それがクライエントにとっても新しい大地を探すこととつながるのであるならば、あながち不自然な流れではないと筆者は考えている。

身体の諸相

いずれにせよ、こういう身体の感覚はきわめて個人的・私的なもので、外から見てわかるものではなく、また、なんらかの客観的基準を設けて測定できるようなものでもない。また、相手に応じつつ、臨床家としての主観の内に心理臨床場面で生じる体験であり、自分がいちばん機能しやすい身体空間を形成しようとする身体感覚である。これは市川浩〔一九七五年〕が現象としての身体をいくつかの視点に分けて述べたなかの「主体としての身体」に対応するものだろう。

市川〔一九七五年〕は、私たちの具体的生のなかに現れる身体の諸相を、主体としての身体、客体としての身体、私にとっての私の対他身体、他者の身体、錯綜体としての身体に分けて論じている。心理臨床は、クライエントと心理臨床家のふたりの身体が出会う一回かぎりの現象にかかわるものである。それにたいして市川のいう現象としての身体は、一回かぎりの具体的生としての身体を対象とし、生きた人間のありようを検討しようとする視点をもっているので、この視点を借用することが本章での身体の諸相の整理に役立つと考えたのである。

ここではその議論を土台に、心理臨床場面でクライエントとともに過ごす時空のなかで心理臨床家に現れる「主観的身体」の諸相を整理し、その意義を検討していきたい。

主体としての身体

そこでまず先に述べた《主体としての身体》をとりあげる。

市川〔一九七五年〕によると「主体としての身体」は「あらゆるコギト（私は意識する）にその前提として、コギトを成立させる地平としてつきまと」〔八頁〕う。「この地平がコギトを世界内に根づかせ、パースペクティヴを持った現実的意識たらしめる」〔同〕のである。つまり、この身体への気づきは、〈私〉という意識現象を成り立たせている時空間上のこの世にひとつしかない生きた場としての〈私〉の身体の自覚を促すと考えられる。この自覚は、クライエントを前にした心理臨床家としての〈私〉をより根底において支える力となる。クライエントの存在を腰を据えて、腹から受けとめようとする、その心理臨床家の身体の感覚が、クライエントを前に、責任をもって向かうことのできる足場を生み出すのである。

また《主体としての身体》は、「図」としての自我意識を支える「地」のようなものであり、それじたい明確な輪郭をもって客体的に存立しているものではない。つまりそれは「外面的な限定をもたない」〔九頁〕もので、形は不定である。西アフリカの民族伝統にみられる仮面には、頭から細長い棒のような腕が四方に伸び拡がり、その先に掌がついているなんとも奇妙な――

しかし不思議な魅力をもつ——仮面があるが、それはまさに、外面的な形をもたない《主体としての身体》を積極的に形象化したものというべき、矛盾と緊張に満ちた表現である。

形や輪郭のない世界は、どこまでも伸び拡がる可能性をもつものであり、たとえば面接室では、心理臨床家の身体はそういう意味で部屋中に拡がる可能性をもっている。筆者はその感覚を「気の拡がり」もしくは「気くばり」という観点から検討することができるものと考えており〔濱野・二〇〇二年〕、あらためて終章でその点を検討する。いずれにせよ心理臨床家の《主体としての身体》は、そこにクライエントを包み込み、クライエントとの関係によって成立する、対他的な「身体場」を形成する。

面接室で、クライエントが自由に心をはたらかせることができるように、私たちはさまざまな工夫をしているわけだが、この観点からみると、私たちにまず必要なことは、自分自身の《主体としての身体》を居心地のよいものにしようとすることであり、そこへの配慮が同時に、伸び拡がった延長としての身体である面接室を場として整えるものでもあるということだ。

ともすると私たちは相手に気づかい、するとまた気づかわれ、自由を生むはずだったその試みが、たがいに相手を拘束し、身動きをとりにくくさせ、カウンセリングの場で語られることよりも語られないことのほうを増やしてしまう。私たちにとって大切なのは、目の前のクライエント個人にたいする気づかいではなく、私たち自身の身体でもある「イメージの場」にたいする気くばりなのである。

そう考えると、《主体としての身体》を居心地のよいものにしようとするということは、逆説的に、語りにくいがゆえにともすると語られないことになるクライエントの「居心地のわるい体験」を面接室に迎え入れ、それをそのままに受けとめてなお居心地よく自分がそこにいることができるということなのである。このばあい「居心地のわるくなりがちな場を、居心地のわるいままに、居心地よい場にしようとする」という動きが大切なのであって、その場をたんに居心地よくし尽くして終わりということではない。

客体としての身体

つぎに《客体としての身体》の視点から、心理臨床家の身体経験を見てゆきたい。《客体としての身体》への気づきは、「身体も、この世のさまざまな事物のひとつとして存在している」ということの自覚であり、〈私〉が〈私〉という主体であるにもかかわらず、〈私〉にとって〈私〉が制御できないものでもある、身体にたいする気づきである。

たとえば面接中にギュルギュルとお腹が鳴る場面を想定してみよう。どんなに深刻な話をしていても、鳴るものは鳴る。そういう経験をしたことのある人は多いに違いない。そういうとき私はだいたい『あ、お腹が鳴ってる。ごめんなさい』と応えているように思う。なにも謝ることはないようにも思うが、これは相手に謝っているというよりも、大袈裟にいえば「あなたとわたしがこうやって話をしているときも、わたしたちの身体は生きてここにある」という、身体のもつ大いなる自然とのつながりへ敬意を払う、そういう自分を相手にひとこと断るようなつもりである。ともかく、ひょっとしたらこのお腹の音は相手には聞こえていないかなと思うようなときでも、できるだけ言葉にするようにしている。

この音は、「わたしもこの世に物質として存在しているのだ」という、突然の、外からやってくる告知である。しかもこの音は、自分の身体の内から発し、自分という存在の一部でもあるので、ある意味で〈私〉はこの音にたいして責任をもたされることになる。どんなに深刻な話をしていても、突如として訪れるこの告知は、その深刻な話の重要性は否定すべくもないものとして共有されているにもかかわらず、「人間の存在は、そのことのみで尽くされるものではない。そういう人間存在の本質を見失わないように」という告知である。

もちろん、お腹が鳴るということは、行儀のわるさとつなげられ恥ずかしさを呼ぶことが、日常的には多いだろう。しかしそこには、より本質的な問題として、人間が自我意識をもった主体であると同時に、主体にとっての外部でもあり、主体を主体たらしめている《客体としての身体》でもあることの自覚を促す経験なのである。そうしてみると、私たちがそういったできごとにたいしてどの程度オープンにかかわることができるかは、心理臨床の面接プロセスに大いに影響を与える、心理臨床家の重要な姿勢である。

市川〔一九七五年〕によると《客体としての身体》は「世界の一要素としての偶然性をおび、ほかのさまざまの『このものたちのあいだにおける一つのこのもの』となる」〔一二二頁〕身体だという。ひとつのこのものとしての〈私〉の身体の客体性がこのものたちのあいだにおける一つになるということは、このものたちが共有する基盤としての身体の自然に〈私〉がつながっていることの自覚につながる。

もちろん、お腹が鳴るばあい、それが相手がそこにいることの影響によるものとはあまり思われないことから、それを共通の意識に上らせることは比較的容易である。しかし、ふと回した首がボキボキと鳴ることや、あくびが出ることなどは、それらが緊張感・退屈などをあらわす身体表現としても感じられるので、また少し事情が異なる。

私にとっての私の対他身体

つぎに市川〔一九七五年〕がとりあげた現象としての身体の現れかたは《私にとっての私の対他身体》と呼ばれるものである。これは「他者によって把握された私の身体として、私がとらえる身体」〔一二七頁〕であり、先ほどの例でいうと、心理臨床家が面接中にあくびが出そうになり、それをかみ殺して、相手に関心を向けようとする場合などにみられる。かみ殺そうとするのは、すでにそこに自分の身体が相手のまなざしによって規定されていることを示している。

《私にとっての私の対他身体》とは、〈私〉が〈私〉ひとりで独立自存した実体的存在ではなく、いつも他者との関係において成立する関係的存在であることに開かれた身体である。あくびは、真剣に話しているクライエントにたいして不謹慎だと感じられる。あくびが出そうになるとき、そう感じる身体は同時に、他者のまなざしから見た身体となり、ふたりの間柄がどのようなものであるかによって〈私〉の振舞いは方向づけられる。したがって――次節ともかかわることだが――《私にとっての私の対他身体》への注目は、〈私〉の身体を通して、目の前の他者と〈私〉との関係の質がどのようなものであるかを知る手がかりとなる、ということができるだろう。

あくびがクライエントの目にどのように映るか、それをそのとき心理臨床家がどう考えるかによって、そのときの心理臨床家の行動は変化する。常識的に考えると、面と向かって話をしている相手を前にあくびをすることは失礼なことである。真剣に悩みごとを考える場にあくびはそぐわないものと考えられるが、しかし一方、あくびは「身体の芯のゆるみ」のあらわれでもあり、問題を考える場のゆとりの必要性を考えると、相談の場でのあくびがいつも不謹慎というわけではない。あくびの許容される場の雰囲気は、話される問題状況に一定の距離をもってかかわるゆとりの形成と関連している場合がある。

いずれにせよ、心理臨床家の身体がクライエントを前にして安定したものであることが、クライエントにとっては重要なことである。予測しにくい不安定な動きをする心理臨床家の身体は、クライエントを不安に陥れるし、安定した反応があってこそ、クライエントが一定のスタンスで自分を振り返ることができるようになるからである。面接のたびに私の服装の乱れや髪の乱れなどを指摘し、今日は整っているかどうか教えてくれるクライエントがいた。私の身体がクライエントのイメージの世界に組み込まれているわけだが、それにたいして私は、自分の外的な身づくろいを含めた存在全体が、クライエントの生活を整えるリトマス試験紙のようになっていると感じた。

そのとき心理臨床家にできるのは、心理臨床家自身が自分の人生において、さまざまに波風はあるものの、一定の生を営んでゆけている、という感覚を大切にしていくことである。この感覚を底流に維持しつつ、クライエントと向き合い、クライエントのまなざしに規定されつつ面接を生きることが、クライエントの人生において、クライエントが一定の生を営んでゆく基礎をつくる作業にかかわると私は考えている。

他者の身体

《主体としての身体》《客体としての身体》は、〈私〉の身体とそれをとりまく環境世界とのつながりに焦点があり、〈私〉が〈私〉自身とどう向き合うかに重点があった。それにたいして《私にとっての私の対他身体》とこの《他者の身体》は、〈私〉の生活のなかに他者とのかかわりが無視できない重要な要素として存在することを、意識させる感覚である。

《私にとっての私の対他身体》は、そういった関係的存在である人間の主体の側――ここでは心理臨床家――の側に立って見えてくることに焦点を定めている。それにたいして《他者の身体》という視点は、その関係のもうひとつの極である他者の側に焦点が少し移動する。目の前のクライエントが人間として心理臨床家と同等の資格をもつ別個の存在であることの認識は、心理臨床家自身の身体の客体的な身体というとらえかたに似て、クライエントの身体も世界のなかの「ひとつのこのもの」として〈私〉の身体と同様に存在し、このものたちが共有する基盤としての身体の自然にクライエントも心理臨床家もつながっている。

これは《他者の身体》の客体性に注目した視点であり、クライエントと心理臨床家が共有する面接空間が生きたものとなるときの重要な契機となる感覚である。しかし実際場面では、こういった感覚の生じる以前に《他者の身体》はまずもって〈私〉の主観性の内に現れてくるので、先にその点から検討していきたい。市川〔一九七五年〕が「われわれに具体的にあらわれる対象化された他者の身体（他者の対他身体）は、つねに表情的であり、なにほどかの主観性をおびている」〔三八頁〕と述べているのは、そのあたりの事情と関連している。

市川〔一九七五年〕は、他者の微笑の与える影響を例に、つぎのように述べている。「微笑は見られた身体としては、対象身体であるが、それがわれわれの対他身体的な反応を喚起する表情であるかぎり、主観性を帯びている。ほほえみはほほえみをさそい、われわれの身体をくつろがせる。そしてわれわれの対他身体的な応答としての微笑は、他者の微笑の内面的な素描であるとともに、自己の主観性の表現であり、ふたたび他者にとっては、その対他身体的な反応を喚びおこす主観身体となる」〔三八頁〕。

これは心理臨床の実践にとってはきわめてデリケートで重要な部分である。自分でコントロールしにくいなんらかの心の動きに突き動かされているクライエントが面接室に入ってくると、その振舞いには落ち着きがなく、そわそわとして気分も揺れやすい。この「落ち着かなさ」は心理臨床家にも伝わり、むしろ心理臨床家自身が「落ち着きのわるい感じ」を自分の経験として味わう。心理臨床家の「落ち着きのわるさ」が膨らむと、今度はそれがクライエントに影響し、クライエントはますます落ち着かなくなる。

心理臨床家が自身の身体に無自覚に——自分の落ち着かなさを味わうことなく——クライエントに『ここは安全だから、安心して、落ち着いてください』と言うと、それはクライエントをダブルバインドの状況に追いやり、ますます落ち着かなくさせる。また、『こんな落ち着きのない先生は信用できません』と、「落ち着かなさ」がすべて心理臨床家の側に追いやられることもあるだろう。

そうしてみると、このような《他者の身体》からの影響を受けないような対策をなにか講じなければならない、という気になるかもしれない。しかし、この相互に影響し合い変容する身体経験は、それじたい、わるいものではなく、むしろ私たちが現実的・具体的な生を営むにあたってごく自然に生じているものであり、そのものに病理性はない。心理臨床が、ごく自然な人間関係のもつ相互の影響力を最大限に生かすかかわりであるとすると、この現象もまさに生かすべき重要な現象なのである。

心理臨床家としてそこで必要なことは、身体に生じる自然な現象と自分を同一化せず、なおかつ、自分がそこに生きている自然である身体を大切にし、身体の反応としてそこに生じるさまざまな感情や感覚を受け容れて生きることである。そのとき《他者の身体》の感覚に意味があるとすれば、それは「心理臨床家もクライエントもともに、この世に生きるさまざまなものの一つひとつの現れと感じ、二人を支える第三の存在に畏敬の念を抱く契機となる」という点にある。

そうすると私たちは「落ち着かなさ」をめぐって闘争する対立者ではなくなり、「落ち着かなさ」を生み出した第三の存在に向かってともにひれ伏すしかなく、そこで「人としての私たちにできることを考えよう」という仲間関係を築くことになるのである。

第三の存在の共有は、ときに「クライエントの具体的な身体症状や精神症状が心理臨床家にも生じる」というかたちをとって現れることもある。偏頭痛の激しかったクライエントとの面接の過程で、その症状の緩和してきた頃の面接中に筆者自身が偏頭痛発作を――それは面接中に一連の展開を終えほとんど治まるほどの小さなものであったが――起こしたことがある。久しく忘れていた筆者の偏頭痛が数年ぶりに面接中によみがえったことは、よくなりかけて「何かをともに忘れよう」としているなかで、症状が自己主張しているようにみえる経験だった。

こういったことを必要に応じてクライエントと話し合うのは大切なことである。このばあい、筆者は偏頭痛発作が生じた時点でクライエントにそのことを話すのは、まだ自分のなかでこなれていないと感じ、その次の回にこの経験についてクライエントと話し合った。これは、ふたりの立つ地平を再確認する作業となるものである。このような経験は「症状のない心理臨床家／症状をもったクライエント」という二極に問題を分裂させずに、その背後にある第三の存在にともに目を向ける契機となるものである。

錯綜体としての身体

私たちの具体的な生における身体は、その場・その時かぎりの一回性の有限性に拘束されている。これは、私たちの身体の可能性がそれしかなかったということではなく、じつは非常に多くの可能性のなかのひとつしか実現できないからなのである。《錯綜体としての身体》という表現で市川〔一九七五年〕が語ろうとしたことの主要な部分は、おそらくこの身体のもつ潜在的な可能性にかかわることであった。それは、彼がつぎのように述べている〔五二頁〕ところからも推測できる。

……われわれの行動は、顕在化した一つの統合であり、〈錯綜体〉は、可能的なもろもろの統合とその背後に潜在するもろもろの系列の総体である。現実的総合体としての身体は、こうした錯綜体としての身体の偶発的な一機会にすぎない。

これを心理臨床場面での心理臨床家の身体経験とつなげて考えてみるとき、筆者にはつぎのような連想が浮かんだ。たとえばあるクライエントに非常に肩入れをして話しているとき、「がんばれよ」と、ポンと肩をたたきたくなることがある。それは、いままでのところ実現したかかわりではないが、そういう可能性が意識されているとき、『じゃあ、また来週』と言って席を立ち、クライエントが出て行くのを見送る私のその振舞いに、おそらくどういうものか、微妙なトーンを与えていることだろう。

私たち心理臨床家は主として言葉のやりとりでかかわりを進めていくので、めったなことがなければ身体接触をおこなわない。しかし、直接的な身体接触をおこなっていないからという理由だけで、私たちはクライエントに触れていないのかというと、けっしてそうではない。向き合って話をしているあいだにも、クライエントと握手する可能性、抱きしめ合う可能性、背中を支える可能性、背を向けてしまう可能性、横に並んで坐る可能性、さまざまある可能性が、私たちの身体に重層的に重なっている。

ポンと肩をたたきたくなるとき、心理臨床家がそのことを自覚し、その気持ちを抱えつつ黙っているか、その気持ちをクライエントに伝え、なおかつ実際にはそうしないか、あるいはまた、そういった身体接触はもってのほかなのでそれ以上意識に上らせようともしないのか、それともまた、ほとんど無自覚に思わず実際ポンと肩をたたくのか、さまざまな行動が考えられる。私はこの潜在的な可能性のうち、どのような行動を実現しやすいのか、それを知っておくことがまず、心理臨床家としての責任をもった自覚の第一歩だろう。

いずれにせよ私たちは、クライエントと単に向かい合って座っているだけではなく、つねにダイナミックなかかわりの可能性を潜在的なイメージのレベルではもっている。できるかぎりさまざまな可能性に気づいていること、あるいは心が開かれていること、それが、現実に展開する唯一無二のかかわりの一回性を、より味わい深いものとするはずである。

触れることについて

身体に触れることについての議論は重要なので、あらためてここに少し敷衍しておきたい。カリフォルニアの統合大学院で身体をベースにした心理的援助のありかたを検討しているドン・ジョンソン Johnson, D.H.（1983, 1995）は、アレクサンダー・テクニックの創始者アレクサンダー Alexander, F.M.、センサリー・アウェアネスのギンドラー Gindler, E.、フェルデンクライス法のフェルデンクライス Feldenkrais, M. ら優れたボディワーカーたちの生きかたを検討し、彼らがいかに外的な権威にとらわれることなく「それぞれの身体」という内的権威に従うことを選んできたかを描いている。

ジョンソンによると、彼らはみなそれぞれに抱えていた身体的な問題を、近代医学に頼らずに自分たちの手で自己治療していった人たちである。その後、それぞれの体験をもとに、同じように悩む人々に治療教育的にかかわっていくのだが、そのとき、三者に共通して、手の使いかたを非常に重視しているところが印象的だ。彼らが使う手は、けっして一定の方向性を与える手ではない。身体に触れるには手で直接触れるしかないが、それは身体に外から力を加えて変えようとするものではなく、触れることによってその触れられた場所を基点として、クライエント自身の身体のうちから変化が生じる、そういった触れかたを重視しているのである。

また、フェルデンクライスは、自己治療の経験から他者の治療を始め、そのうち、他者の治療をするのではなく、それぞれが自分の自己治療ができるようになる指導に力点を置くようになる。わが国でも、野口整体で知られる野口晴哉〔一九七七年〕もフェルデンクライスと同じように、自分が治療しているのでは人々がみずから自立的に生きないことを感じ、自分で自分を整える方法を考えていくようになる。外的権威が治療するのではなく、それぞれの身体に備わる内的権威が自己治療を展開するのである。

さらに、世界的に指圧を広め、オリジナルな理論を展開した経絡指圧の創始者・増永静人〔一九八三年〕も、判別性の感覚と原始感覚の区別を設けて、このあたりを説明しようとしている。判別性の感覚は、私たちが手でものを触り区別する、それが何であって何でないかを明らかにする、感覚のはたらきである。一般に指圧は、身体を外から触れ、判別性の感覚を頼りにその偏りを探り、コリをほぐすことと考えられよう。それにたいし増永は、切診を重視し、触れて探るのではなく、接しつづけることで響き合う力を見つけようとした。指圧によって生まれる自己治癒力は、外からそれと特定して引き出すようなものではなく、圧を加えてしばらく接しつづけるなかで、判別性の感覚が消えていき、そして同時に、生体に本来そなわった原始感覚が響き合いはじめ、生体の内側から生きようとする実感が生まれてくる、というのである。この原始感覚への注目は、身体のもつ内的権威に着目した優れた実践と理論である。

彼らにとって、クライエントとのコミュニケーションの一番の道具が手である。手は、触れる相手がそこから自分の身体と上手に付き合うようになっていく、心理臨床家とクライエントの接点である。そしてその接点から、触れられた本人のなかで何かが動きだし、その人なりのものが生まれてくるためには、触れかたに非常に繊細な感受性が求められる。そこに、クライエント自身の内的権威を育てる可能性も存しているのだ。

このような議論はじつは心理臨床でも同じである。私たちは手では触れないので、そういったことは考えなくてよいと思っているが、じつのところカウンセリングの最大の道具である言葉は、身体のもっとも微妙な場所にまで深く触れる力をもっていることを忘れがちである。私たちはクライエントに言葉で触れている。そして、そのとき、手で触れることを基本において言葉で触れることを考えてみると、つぎのようなことが見えてくる。すなわち、私たちが言葉のやりとりでおこなっていることは、その言葉の中身がいかにクライエントに伝わるか、いかに相手の心のなかに組み込まれるかということではなく、その言葉がクライエントの心にいかに触れたかということが大切だという自覚である。

言葉で触れようとする心は、身体と同じように、その中身にまでは触れられない。そして、それだからこそ、言葉がいつまでも外に残り、その人独自の気づきがその接点を基点として生まれる可能性を生んでいると考えられるのだ。

そうすると私たちは、どのような語り口を自分がもっているのかをもっと自覚し、自分の語り口を最大限生かせるように努力することが必要となるだろう。もちろんその場合、自分の持ち味にない発声法を練習し、どこにでもいるような美しい声を出せるようにすることが目的でないことは言うまでもない。「相手の心に丁寧に触れる言葉をどのように出せばよいのだろうか?」、そう自分に問いかけることが、この場合もっとも重要な一歩なのである。

主観的身体の意義

身体の問題にとりくむことは、単に外的な物質としての身体にとりくむことではなく、自分という存在の本質に迫るひとつの重要な通路である。

古来、私たちは人生を占うにあたって星空を見あげ、または易をたて、そこに人のありさまを見通す技を洗練させてきた。それと同じように心理臨床の領域では、無意識が重要な通路であったわけだが、おそらく無意識にならんで身体が、自分を確かめる道具として次にもっとも重要なものとなるだろう。道具という言葉は誤解を招くかもしれないが、身体のもつ個々のイメージにより深くかかわることが求められるのである。

この点ついて、ミンデル Mindell, A.（1982）は、ドリームボディの考えかたを新たにユング派の伝統的な文脈のなかに提起するにあたって、その身体がいかに心身二元論にとらわれない独自の身体であるかをしっかりと議論しようとしているので、ここに少し触れておきたい。

身体の問題を心理臨床のなかで扱うことの難しさは、言語的なコミュニケーションを大切にするオーソドックスな心理臨床の視点から常に指摘されてきたことである。たとえば面接室で傷口を見てくださいとクライエントが差し出した腕に触れるか触れないかは、臨床家としてつねに議論の対象となるだろう。なぜそのような状況が面接室で生じたか、そもそもそこから振り返ることが必要であるが、いずれにしても、触れることは、クライエントの身体感覚を刺激する。身体感覚はさまざまな記憶を呼び起こし、ファンタジーを開いてゆき、さらに無意識的に臨床家とクライエントとの関係にさまざまな影響を及ぼす可能性があるからである。自我のはたらきを中心に、人間関係の諸問題をできるだけ意識的に言葉で話し合うには、避けることができるかぎり、このような無意識的な影響はなるだけ避けておいたほうがよい。

そこには、心の問題を考えるにあたって身体はそのうつわであり、うつわを一定の状態にしておくことが心の変容を促進するより有効なヘルメスの容器を保つことができる、という伝統的な考えが隠れている。この考えかたは、一方で、容器と内容を分離することになり、心の問題は身体の問題とは異なるという視点ともつながりやすい。「できるだけ純粋に心の問題を考えることができるようにする」と発想することは、この場合、身体の問題を心に影響しないように排除することになるのである。

ミンデルの独創的なところは、こういった前提にとらわれず、容器そのものも臨床的なかかわりによって変化するものであると考え、容器を固定させ触れないでおくというよりも、むしろそこに偏りのないまなざしで真剣にかかわっていったところにある。ミンデルにとっての身体は、ユング Jung, C.G. にとっての無意識と同じであり、そこに自分を見失うことなく真摯に立ち向かうと、はっきりとした手ごたえをもって応えてくる、自分の存在の一部でもあり、同時に自分を超えたものでもあるような、そういう体験を開く超越存在である。それが、彼の最初の問題提起の書『ドリームボディ』に「自己を明らかにする身体」という副題を付したゆえんであろう。

今日、身体論のブームと重なってさまざまなボディワークがふたたび注目を集めている。多くのボディワークが、それぞれの理論に従って、個々のクライエントの身体が向かうべき理想的な身体を想定しているように思われる。それにたいしてミンデルは「ドリームボディの本質は、法則化することはできない」と明確に述べ、「それについて何かが語られたとしても、それは誰にでも当てはまる普遍の真実ではなく、個人的な意味しか持たない」（一八八頁）と語っていることは注目に値する。「ドリームボディの流動性や律動性は、物理学の用語を使うと『場』の体験を構成すると言えるだろう。場とは、時空間のなかで曖昧な境界しか持たない、プロセスとしての自分自身に関する明確な感覚である」（二一頁）。〈私〉という生はこの一瞬をおいて他になく、その一瞬の連続が〈私〉という存在の場を形成する。ドリームボディ・ワークがプロセス・ワークへと展開する重要な視点であるが、それは普遍的な真理の探究に向かってではなく、個別の現実に生きる人々に有効にはたらくかどうかを常に離れない。

ミンデルにとって身体は、けっして固定された対象ではなく、つねに変化しつつ、いずれは死に、塵と消える有限の存在でありながら、同時に個人的な意識からは予測不能な独自の反応をする、非日常的な永遠性とつながる接点でもあるのだ。

いずれにせよ、これまで私が検討してきたことの底流にあるひとつの重要な視点をここで指摘し、本章の締めくくりとしたい。それは、心理臨床家として「自分の身体に生ずることを恐れない」ということである。さまざまな角度から身体のありようを見てきたのは、そうならないようにするための予防策を講ずるのではなく、ミンデルが自身の身体と向き合ったように、さまざまなありようのひとつとして自分の経験を味わっていく力を、私たちが養っていくべきだと考えたからである。

面接中、自分の身体がどうにかなってしまわないように踏んばるのではなく、「どうなっても、そこに従っていく自分がいる」という確信がもてると、面接の場は自由になる。クライエントが心理臨床家にとって脅威になるようなことを表現しても、それに反応する自分の身体を味わい、その感覚に従うことができると感じるとき、その脅威は一種のエピファニーとして、クライエントと培ってきた面接の重要なターニングポイントとなることが多い。

主として本章では市川の議論に従って身体の諸相を検討してきたが、これらを私たちが体験するのは「身体性イメージ」としてであり、そのさまざまな「身体性イメージ」のひとりの人にとっての総体を、本論では〝主観的身体〟と呼ぶことにしたい。「身体性イメージ」はけっして外から共有しうるものではなく、つねに〈私〉という唯一無二の存在の一回かぎりのできごととして経験されては消えていく。そういった身体の経験のことをジョンソン Johnson, D.H. はジェンドリン Gendlin, E.（2004）とともに「一人称科学の提唱」のなかで「一人称の身体」と呼んで、これからの重要な研究領域であることを宣言している。「一人称科学」は、市川の身体の現象学に近い視点をもって身体を人がどのように経験しているか議論しようとしている。

私も、「一人称の身体」を扱うことが心理臨床における身体へのとりくみにとってきわめて重要だと考えるが、主体としての一個人から考えると、その人の身体の経験は一人称も二人称もなく、すべてその人自身の主体の経験である。そして、そういったさまざまなレベルの身体の経験を総合して、その人は自身の身体を感じている。そう考えると、それらのさまざまな身体の経験の総体として、クライエント自身や心理臨床家自身が生きる自分の身体を〝主観的身体〟と呼んでおくことが重要だと私は考えている。

第四章

聴く身体

身体で耳を傾ける

人がいかに主体的に自分の人生を生きることができるか、それを援助することは心理臨床的援助の重要な目的である。

その際、障害があればそれを乗り越え、打ち克って、問題を解決していくというところに、私たちはその主体性のあらわれを見ようとする。しかし、心理臨床に実際にかかわっていけばいくほど、主体的に生きるということをそのような意味でとらえることが、逆にクライエントが主体的に生きることの妨げになっているということに気づくようになる。日常の私たちの暮らしに生じるさまざまな悩みは、努力によって乗り越え、解決できるというようなものではないとわかるからである。

では、その苦しみを甘受するほかないのかというと、興味深いことに、逆らうことのできない人生としてその苦しみをみずから引き受けるとき、人はそのことをも自分の重要な人生の一部として、ある意味で楽しみさえしながら、生きていく力を発揮するようになる。解決しようがないように見えるものに向かって「それを生きてみよう」と思えるようになるのである。ここに人の真の主体性が現れているが、しかし、いったいこの主体性はどのような経験から生じることになるのか。そこにこそ、私たち心理臨床家がさまざまな工夫と努力を重ねるべき原点がある。

さて、その点をめぐるひとつの視点として、クライエントの話を聴くときの心理臨床家自身の身体に焦点を当てることができる。

心理臨床家はクライエントの語りに真剣に耳を傾け、どうにもならない大変な状況にいる苦しみを共感しつつ、なおかつそこで絶望に陥ることなくそばにいる。心理臨床家にとってクライエントの身に生じることはしょせん他人ごとだから絶望に陥らない、というのではない。クライエントにとって「目の前にいるこの人は、自分の状況を理解してくれている感じがする」という経験と、「それにもかかわらず自分と同じようには倒れそうにならない」という経験が、単純なことだが、大きな支えとなる。そして「自分の人生を主体的に生きていけるかもしれない」という気持ちがクライエントの心の内に生まれる契機となる。

ロジャーズ Rogers, C.R. がカウンセリングの三原則としてあげた「共感的理解」「無条件の積極的関心」「自己一致」といったことは、心理臨床のこうしたはたらきに焦点をあてて、それをわかりやすく整理したものだと筆者には感じられる。そしてまた、このような姿勢を心理臨床家がもつことは、三原則のように言葉にすると簡単だが、相当な専門的訓練と努力を要するものなのである。

クライエントの語りを根本的なところで安定して心理臨床家が聴くためには、クライエントの話に共感しながら真剣に耳を傾けることと、もう一方で、話の内容に振り回されないで自分の足場をしっかり保っていることが、大切なこととなる。そういった聴きかたを考えると、意識していようがいまいが、そこには心理臨床家の側の独自の聴く姿勢が、それぞれの臨床家のスタイルに応じてかたちづくられているのではないかと思われる。そしてそこには、臨床家としての自身の身体をどのように扱っているか、ということが大きな課題として浮かび上がってくるのである。

全人的に気を受けとる

心理臨床家独自の聴く姿勢には、クライエントの話を聴き、その大変に苦労の大きい状況に気持ちを寄せ、その状況に揺さぶられる自分がいると同時に、揺さぶられている自分とはまた別の次元で、揺れている自分をしっかりと見つめ、それが無意味な揺れではなく意味のある大切な揺れであることを認識し、安定している自分がいる、という二重性がある。そのためには、ただ言葉の流れを聴きとり、その筋を理解しようとする単線的な理解だけではなく、それ以外のさまざまな情報群にもできるだけ心を開いて聴こうとする姿勢が求められる。

ところで「きく」という言葉には、「聴く」以外にも、「聞く」「利く」「効く」などさまざまな漢字が当てられるが、その語源説のひとつに「気を受ける」というのがある。この説を頼りとして「きく」ということの意義を考えてみると、それは、自分の身の回りの〝気〟を感受すること、すなわち、周囲からのなんらかの影響を、自分自身の身体を通して受けとることとつながってくる。心理臨床においてクライエントに耳を傾け、その人がどのような状況にいるのかを共感的に理解しようとする私たちの「聴く」姿勢は、この意味において検討しなおしてみるとおもしろい。

「気を受けとる」というときの〝気〟は、第一章でも述べたように、いうまでもなく日本語において非常に多様な用いられかたをする言葉であり、天地自然のことから人の身体や心のはたらきまで表現する特有の地位をもった語である。また〝気〟は、東洋思想の根幹をなす哲学的なキーワードでもあり、そして同時にその思想に付随する身体的な修行と深く関連し、東洋に独特の人間観を生み出す言葉でもある。

いずれにせよ、〝気〟について筆者の体験的理解からいえることは、〝気〟が個々人のかけがええのない具体的ないのちと深く結びついた事象を語るのに適切な鍵言葉だということである。〝気〟を通して考えるということは、個々一人ひとり、一つひとつの具体性から考えていくこととつながる。この視点は、日本での心理臨床を考えていくうえで非常に重要な視点である。「気を受けとる」ためには、知的な精神のはたらきによるだけでは不充分であり、また、物質としての身体のはたらきだけで足りるものでもない。その両者がひとつとなって、その身に降りかかってくるできごとを全体として充分に経験していこうとする、そういった全人的な姿勢が「気を受けとる」ためには必要となる。

その点を議論していくにあたって、中国に伝統的に実践されてきた気功を手がかりに、以下に述べていくことにする。

場所をつくり整える

気功はそれを文字どおりに解せば「気の訓練」ということであり、自身のなかにはたらく真の〝気〟を探求し、その〝気〟をつかまえることで、生まれもっている元気を活性化させることをめざす。

第二章で述べたことの繰り返しになるが、さまざまな訓練法のなかで、もっとも単純でありかつ中心的な方法に「站椿功《たんとうこう》」と一般によばれるものがある。一定の姿勢をとって、ただじっと立っているというもので、そのなかでも自然站椿とか無極站椿とよばれる站椿功は、姿勢に特別なかたちをとるわけでなくただ直立で立つことをする。それだけで、身体中の関節が自然にゆるみ伸び広がっていく。站椿功は心地良いだけ静かに続けるというのが原則であり、しっかりとおこなうには三〇分や一時間といった時間をかけることが多いが、気持ちよく続くとき、それはある種の変性意識状態を生ぜしめることとなる。

站椿功の最中によく経験されることのひとつとして、自と他の境界がゆるんで自身の身体がスーッと大きくなっていくことがある。天地自然の万物が〝気〟の集散離合によってできあがっているとする考えからすると、自分自身の個別の身体も、大気も、大地も、すべて同じ気でできている。そう感ずることが、体験的には「自他の境界のゆるみ」となって経験されるわけである。

そのとき、「自分はここにいるのだけれど、その自分の境界はぼやけ、天ともつながり、大地ともつながって、自然な気の流れの一部となっている」ということに気づく。自分がひとりで一所懸命にこの場に立っているというのではなく、天地自然の万物の気の流れのなかにいて、その一部としてここに立っているという感覚である。そこでは、自分が他と切り離された独立した単体ではなく、どこかで他とつながっており、しっかりと踏みしめた大地ともつながり、〝気〟がエネルギーの流れとして、身体を通って外界に拡がる大きな循環となって流れている感じになる。

そしてこのとき非常に興味深いのは、こういった自然に融けこんでいくような感覚が展開すると同時に――むしろそういう感覚が展開していけばいくほどに――そこで自分自身が溶解して消えるのではなく、「そこに自分が確かにいる」ということをかえって確実な体験として感じている自分に気づくのである。自分が融けていき、そのなかで宇宙とすべて一体化した感じになっていく一方で、やはりなお、自分は自分としてこの場にいる。日常的な自他の境界がなくなっていくことで、むしろ自分がかけがえのない存在としてこの世にいる。その場所が感覚的に確かな場所となっていくという体験である。

これは、「自分と自分のいる場所とが一体となりつつ、その場所で生じるさまざまなことを客観的に眺めてもいる」という感じの体験である。すなわち、自分自身がそこに生きている環境世界と自分との一回かぎりの出会いに自分を開き、そこに自分が自由にはたらける場所をつくり整えるという作業を、この体験を通じておこなっているように思われるのである。

これが、前節で述べた「気を受けとる」ということの前提となる姿勢である。このような開かれた一定の姿勢を形成したとき、クライエントに向けて自由でとらわれのない関心を向けることができるように感じられ、そのとき、クライエントという存在を受けとめる――その気を受けとめる――準備ができるということになる。

このような体験をもとに「気を受けとめて話に耳を傾ける」ということを考えていくことを通して、筆者は、こういった〝気〟の経験が心理臨床の面接場面に積極的に生かしうるものだと思うようになった。心理臨床家をその一部に含めた面接室全体のありようは、そこを訪れるクライエントにとって非常に重要なものである。面接室には「自分がこの場にいて、しっかりと受けとめてもらえる。心理臨床家のペースに完全に飲まれてしまって圧倒されることがない」自由さがある、「それぞれが無理なく自分でいられる」といった気持ちになれるような場であることが望ましい。そう考えると、面接室という場所を整えていくことは、臨床実践にとって非常に重要なことになる。そして、そういう場所づくりにとって、〝気〟の訓練を通じて得られた知恵は非常に役立つものとなると思われるのである。

気感を養い共有する

さてここで、「気」という言葉はいったいどのような現象を体験的にあらわすのか、簡単に見ていきたいと思う。たとえば気功の練習のなかで「気感」という言いかたが用いられるが、その「気感」ということをまず手がかりとして考えていきたい。

気功の練習でもっとも単純かつ容易に〝気〟を感じるのは手のひらである。人間の手には感覚神経が多数集まっており、非常に鋭敏にできている。自律訓練法でもまず初めに手のひらの温感や重さをイメージしていくが、これは、そこから入ることが他の部位にくらべてはるかに容易で反応がよく、また良い導入となるからである。それと同じように気功でも、手のひらは〝気〟の感覚を養うのに大いに活用される。

たとえば、両手をへその前あたりの高さでたがいに二〇センチほど離して、手のひらを向かい合わせにしてみる。その際、脇の下を締めずにゆるめ、肩をリラックスして、身体の中心から肩、ひじを通って手首、手のひら、指の先に向かって〝気〟が流れ、左右の手のひらから流れ出る〝気〟がからまって、両手が〝気〟で繋がるようにイメージする。そうすると、しばらくすれば手と手のあいだに、何かもやもやとして引き合うような、反撥し合うような感じが生じてくる。

これは気功や〝気〟を説明するときによく使う遊びである〔出口・一九八九年〕。このときに手のひらに感じられるもやもやとしたものが〝気〟であり、その感覚を「気感」の一種と呼ぶのが気功のならわしである。実際には、左右の手のひらのあいだには何もない。しかし、このようなイメージをもって一定の姿勢をとると、何もないところに感覚が生じてくるのである。もちろんこの感覚は、外界の実体的なものの影響で生まれる感覚ではなく、自律訓練法などで生じてくる重みの感覚のように、主体の積極的な関与によって生み出された内的感覚、「身体性イメージ」である。

しかし、いったんそういった感覚がぼんやりと感じられるようになると、今度はそのぼんやりとした感覚に導かれて、手のひらのあいだに実際には何もないにもかかわらず、そこに何かあるように感じられてくる。これはあくまでもぼんやりとした感覚なので、そのあいだにあるものも、何か実体としてあるようでいて、いざそこに注意を集中するとすぐに消えてしまいそうなものとしてとらえられる。

このように外的現実としての対象は何もないにもかかわらず、手と手のあいだに何か感じられる、その感覚を「気を感じているのだ」という表現でとらえようとする。つまり、ここに何か実体的に〝気〟があるのではなく、こういった体験的な事象を理解するのに「気」という表現が用いられ、「気」という言葉を使って理解しようとすることで、この体験が逆に〝気〟の思想全体を下支えすることになるのである。

〝気〟を感じるこの遊びは、つぎに、このようにして自分自身の身体を通じて感じられる左右の手の〝気〟によるつながりに、他者に触れてもらうことをする。別の人に両手のあいだにゆっくりと手刀を通してもらうと、そこに流れる空気が一種独特であることに気づく。両手のぬくもりが影響しているともいえるが、単にぬくもりだけでなく、二人の身体が向かい合い、一定の暗示的な約束にのっていくと、そこに二人が共有する共同主観的な〝気〟の感覚が生まれてくるのである。

このように〝気〟がひとりだけの身体の体験ではなく、他者と共有して感じる体験として現れるようになると、〝気〟は実際に個々人の存在以前にこの宇宙にそもそもあるなんらかのエネルギー体系ではないか、という思いを抱くようになっても不思議ではない。いわば主観的な現象にすぎないと思われていたものが、いっきに客体性を帯び、他の外的客体と同等の地位でリアリティを獲得する。ここでそのままに〝気〟を単一の物理現象として理解しようとし、探求しようとすると、とたんに問題は怪しげな似非科学に転化してしまう危険性が生まれる。

これは問題の領域を、心理学が主観的世界と客観的世界にあまりにも単純に二分していることによる。主観的世界とは、ひとりの人間の主観のなかでの現象であり、他者には直接触れることのできないものである。一方、客観的世界は、物理的に存在する世界として私たちがそこに存在し、共有している世界である。〝気〟としてここで私たちが体験していることは、このいずれに入ることなのか。そう考えてみると、もともとは自分のイメージが実体的に感じられるというレベルでは、それは主観的世界が時としてきわめてリアルに経験されるのだ、ということで理解できる。しかし、それが他者とのあいだで共有されるということを体験すると、それはもはや単なる主観的世界のできごととはいえなくなる。そしてそれは、私ともうひとりの人のそれぞれの主観の問題ではなく、客観的世界のできごとであって、そこに客体的に何か存在すると考えたくなる。

イメージの現実性にふれる

この点について筆者は、〝気〟が問題となるリアリティの領域は、主観的世界でもなく、客観的世界でもなく、その中間的な領域にあると考えることが重要であると考えている。もちろん「中間的な領域」というとそれですでに、もうひとつ新しいものをもちだして議論をややこしくしてしまうだけだと、とらえられかねない。しかし筆者はそういうことをここで主張したいのではない。この領域はなにも特別に新しい領域ではなく、かけがえのない個人としての〈私〉にとってとても重要で、なおかつ客体的に外在するように感じられもする、心理臨床経験の展開する場所そのもの――すなわちイメージという問題領域――と重なっているのである。

たとえば夢の分析を考えるとき、夢で見た世界は、その人の心のなかではとてもリアルなイメージとして生きている。だからこそ、夢のなかで起きたことは、単なる空想ではなくその人にとって重要な意味を帯びてくるのであり、夢にとりくむことが、自分の生きている現実にとりくむこととつながるようになる。しかし「夢のイメージ」は客体的には存在しない。しかもなお「夢のイメージ」にとりくめばとりくむほど、夢は独自のリアリティをもって、夢を見た当人に迫ってくる。そのとき、夢はいわば外部的な実在性をもっている。

それと同じように、「気」という言葉を通じてとらえられた身体経験は、当人が自身の身体に向かって〝気〟というイメージを通してかかわることで、その人に固有で独自でありつつ、しかもその人自身の意識的なコントロールから離れ、それじたい自律的にはたらくものとして、そのつどリアルに創造される。先ほどの例でいうと、手のひらから延長して流れ出る〝気〟の身体、まさにそういった身体経験である。そして、この身体経験が自身の身体の一部として「新しい身体」のイメージを、実感をともなって新たに創造していく通路となる。

この経験が、先に述べたような、自然の流れと一体となって安定して安らって感じられるような実感のあるイメージの身体を生む。これは〝気〟のイメージが自身の身体経験と融合することによって生まれた、その人にとって客体的に感じられる新しい「身体性イメージ」である。そしてこの「身体性イメージ」は、主観的世界のうちにも位置づけられず、客観的世界にも位置づけられない、独自のイメージ界に属するイメージである。

私たちが常日頃そこにいて離れることのない身体は、じつは単なる物理的な実体としてのみあるのではなく、身体という現象は自分自身の内的主観的な身体、客体的にとらえられる身体、他人に見られることを意識したときに自覚される身体など、さまざまな現れかたをしている。この点についてはすでに第三章で論じたように、この主観的な身体――主体としての身体――がここでいう「イメージによってかたちづくられた身体」である〔濱野・二〇〇二年b〕。

普通は、このイメージとしての主観的な身体と客体的に存在する自分の身体とはおよそ重なっているもの、と思っているのが私たちの日常である。しかし、身体の内側は自分でも見るわけにはいかないにもかかわらず、身体内のできごと――たとえば腹痛や肩の凝り、頭痛など――については、各自がそれぞれに自分の実感としてイメージをもっており、それぞれなりの自己の身体についての理解をもっている。そして、この「身体性イメージ」は、近代医学が明らかにしてきた客体的な身体の仕組みとはあまり関係のないイメージであるにもかかわらず、そのように自己の存在を理解しようとすることを通じて、イメージがそれぞれの客体的な身体に大きな影響を及ぼしている。

〝気〟のトレーニングを通じておこなっているのは、このイメージの身体――主観的な身体――にはたらきかけることである。そして興味深いことに、このイメージの身体は、それぞれの人が一人ひとり独自の人生のなかで育ててきた〈自分〉という感覚の基礎になるものであり、その〈自分〉という感覚は、いわゆる心理学的な領域であつかわれる「アイデンティティ」の感覚や「自己イメージ」といったものと不可分なのである。したがって、自分自身の主観的な身体に触れるという経験は、自己のアイデンティティをかたちづくっていくうえでも重要な経験となる。

その際、〝気〟のイメージによって再編されていく「イメージの身体」がもつ特徴は、それが〝気〟の幅広い思想的広がりによって独自に色づけられた身体をかたちづくることになる、ということは想像に難くない。この身体は、自他を明確に分けた身体ではなく、自分の身体の延長に地続きで「環境」世界があり、またその延長にそれぞれの別個の人間がいる、そういう全体的につながりあった身体である。

そして、この「イメージの身体」を体験的に理解し自分なりにもつことが、心理臨床家にとって、クライエントに向かい――クライエントに対立することなく、そしてまたクライエントとひとつになりすぎることなく――安定してクライエントに耳を傾ける、「きく」姿勢を養おうとするときに重要だと考えられるのである。

人間関係を二重に見る

こういった議論を展開していると、私たちが経験している日常の世界にはなかなか見えてこない独特なイメージの世界――ここでいえば「気の世界」――に気づくようになることが、日常の世界とは離れた特別な経験であるかのように、ふと思いたくなる。そして、この特別な世界を経験することが私たちの存在の本質に辿り着くことのできる大切な道ではないか、というロマン主義的な憧れをそこに抱くようにさえなる。しかし事実は、先にも述べたように、私たちが暮らすこの現実世界の他になにか別の、いままで気づかなかったような世界があるということではない。

「気の世界」は、私たちのきわめて日常の生活に真に主体的にかかわろうとするとき、この世界にしっかりと触れようとすると必ず生まれてくる、一人ひとりに個々別々のリアルな具体生活そのものなのである。私たちは、心の問題は心のみで考えていこうとし、物質的世界と切り離して考えようとする習慣に強くとらわれている。そうして心と身体を分けて理解しようとすると、ひとりの主体的に生きる命のはたらきがとらえにくくなり、かえって、あたりまえの具体的な生活を見失ってしまう。

私たちは、心と身体を分離して考えていこうとした長年のひずみから、人の命のかけがえのなさに視点を移し、「生きた存在には、心身の分離はありえない」というところに立ち戻って考えてみるべきだろう。そういう視点に立ってみるとき、この「イメージの身体」――あるいは「気の身体性イメージ」――は、むしろ私たちの日常の生活実感とそれほど遠くないところにあって、心理学が長年にわたって自己理解やアイデンティティの形成というテーマで検討してきたことと表裏一体にあるものなのだ、ということがわかる。

しかしまた、この「気のイメージによって再編される身体」は、〝気〟そのものがもつ広がりを考慮に入れて考えていくことが必要な身体でもある。〝気〟はそもそも「現象として現れている個人個人の違いや事物の個別性を超えて、すべての存在に通底するもの」だと受けとめられている。したがって、そういう視点から自己を眺めると、「それぞれの日常的な個別のできごとは些細なことなのだ」という感覚、「より大きなものとのつながりで自分がいる」という感覚をもって自己をとらえる姿勢が生まれることになる。それゆえ時に人は、その非日常的な視点と同一化して、個々の日常の次元での人間関係の細やかなことは重要ではないとみなして、どこか切り捨ててしまう危険性も生じる。

〝気〟の視点から自己の身体を再編し、そこに足場をもって他者と対する人には、それが安定した足場をもっている人と見えるよりも、どこか、一定の超越的な真理から人を見おろすような「自我のインフレーション」をそこに強く感じることも多い。あるいはむしろ、そうなってしまうばあいのほうが多いともいえるだろう。

夢のお告げを信じる人、身体に感じる霊感を信じる人など、その人にとってはよいことかもしれないが、その「信じる」という姿勢が「他者にも信じさせよう」とする姿勢に転化するとき、これは心理臨床的かかわりとは対極のようなかかわりとなってしまう。しかし、自分にとっての夢や身体に感じる霊感は、「自分がこの世界とのつながりをもって生きている存在である」という感覚を支えるはたらきをなし、「アイデンティティ感覚」を高めるものとなることも事実である。

このように、「自分が確かなものと触れている」という感覚を、その内容によって他者に伝えるのではなく、それぞれがそれぞれのありかたで自分にとっての確かなものを探るということを支援する、という姿勢が私たちには必要である。

こういった姿勢をもつために私たちに必要なことは、自分自身の経験を内省する力である。「自分自身が、自分の個人的経験の枠を超えるものと触れることによって、確かな足場をもつ」ということと同時に重要なのは、「そういう足場をもったとしても自分はあくまで自分であり、自分にできないことがいっぱいある、限られた存在である」ということの自覚である。心理臨床家にとって——あるいは広く対人援助の専門家にとって——この自覚はきわめて大切なものである。

柱として中心に立つ

〝気〟の思想では「陰陽五行」が扱われるが、その「五行」である木・火・土・金・水は、四方位と対応し、また身体の五臓とも対応して、小宇宙から大宇宙へとつながるイメージを提供してくれる。気功の練習ではこの「五行」に応じた動きをするものが多く、そのなかでも、中央の「土」が興味深い動きとつながっている。

「土」の動きは八段錦などでも、天と地をつなぐ動作であり、天と地のあいだに立つ柱をつくるような動きが多い。自分が天と地をつなぐ柱となっていくこと、そして四方位の中央の位置にしっかりと立つことが、気功で求められている動作のひとつなのである。自分が主体的に立つことによって、自分がこの世界の中心として世界を見ようとする。それは、あくまで自分にとっての世界であり、しかし自分にとっての世界は自分がそこに立って主体的に存在することではじめて生まれるものである。

気功では、この天と地をつなぎ、そのあいだに人として存在しこの世界の中心の柱となることを大切にする。天地人という三大の要素をひとつにつなげること、それを文字にしてあらわすと「王」という漢字になる。この字の横線がそれぞれ上から「天」「人」「地」であり、それをつなぐ縦線が柱である。

このイメージからすると、〝気〟による「身体性イメージ」の再編は、自分自身を自身がつながりを感じそこにいる世界の「王」として中央に据えるという、相当に自我インフレーションの体験を呼び起こすものであることが示唆される。しかし興味深いことに、自分がそうやって立つということを深めていくことを通じて見えてくることは、「他の同じように気功をしている人間もそれぞれが『王』になっているのだろう」という自覚である。

そして、その自覚が生まれたとたん、「自分が体験している『王』は数多くの『王』のひとりにすぎない」という意味で、頭に一点が加わり、「主」というイメージが生まれてくる。この「主」というイメージは、前章でとりあげた主観的身体を、より気功の言語表現に合わせたところで生まれてくる表現である。

私たちがひとりの人間として主体的にこの世を生きるということは、この世の「王」として生きることなのである。「王」であると同時にひとりの主体であること、この二重性は、自己の身体とのかかわりを通じてはじめて得られるものである。そして、このイメージによって創造された身体は、私たちが心理臨床家として他者に耳を傾け、その話を聴くときに、その受け皿として重要なはたらきをなすことになる。

「王」として立つことの意義は、非常に重要な点であるので、章をあらためて詳しく論じることにしたい。

第五章

主体の生成

崖から落ちる

人が高い崖のふちに立っていて、ふと足をすべらせ崖から落ちてしまったとき、もうあとはどうあがいても死ぬしかないのだが、そのとき人が人として、他の生き物とは異なる、人にしかできない落ちかたがある。それはいったいどのような落ちかたか?

この問答は、ある先輩からうかがったものだ〔藤原勝紀・一九九三年〕。学生に講義するときに「主体性」といったことをどのように伝えるか、それがそのときの話題だったかと思う。あるいは、「学生生活を主体的に生きるということ」をどのようにして講義のなかで話すか、ということだったかもしれない。

いずれにせよ、人は落ちるというできごとにたいして「みずから落ちていこう」という意志をもって落ちることができる、すなわち、それを受動的に経験するだけでなく、能動的・主体的に経験することができる、というのがその答えであった。

ところで、もしその崖が非常に高い崖で、上から下に落ちて死ぬまで八十年はかかる崖だとしよう。そうすると、崖から落ちるというのはこの世に生まれ落ちるようなものであることに気づく。生まれてから死ぬまで、じつのところ私たちは逆らえない力に引かれてずっと落ちつづけているのである。人生とは、この落ちていくプロセスそのものだ。そして、落とされることから落ちることへ、みずから進んでその長い崖を落ちることへ、という意識の転換によって、私たちは人生と主体的に向き合うことになる。

事実、よく考えてみると、私たちの人生はそのほとんどのできごとが、みずから企画したもの以外のものから成り立っていることがわかる。ちょっとした思いつきやその場の雰囲気に流されて生じた偶然のできごとが、私たちの人生をどれほど多く彩っていることか。

しかし、ふだん私たちはあまりこのことを問題にしないでいる。私たちをとりまく自然の流れと自分が意図して進んでいると思っている方向がおおよそ重なっているとき、私たちは「自分が主体的に生きている」と感じることができるからである。

ところが、いったん人生に何らかの問題が生じ、つまずきを意識しだすと、とたんに私たちは「人生のままならなさ」を自覚しはじめる。そして、そういう人生にたいして、「自分がいまこの状況に陥っているのは、誰かのせいだ」とか、「あのできごとがなければ、いまこんなふうになっていなかったのに……」といったことさえ考えだすようになる。「自分が企画したものではない予想外の状況に巻き込まれて、自分の主体性を奪われてしまった」と感じはじめるのである。

この「奪われてしまった」ように感じる主体性は、しかしながら、真に私たちに固有の主体性なのだろうか。崖から落ちていくことが本来の私たちのありかただとすれば、順風満帆の人生にみえるようなときも、どうしようもない逆境にあるときも、自分が生きている人生に変わりはなく、ともに、やはり死に向かって落ちていることに違いはない。いずれのばあいでも私たちは、主体的に崖を落ちていくことが可能なはずである。

にもかかわらず私たちは、自分が外界や内界をコントロールしその中心として生きることが主体的に生きることだ、となにげなく思い込んでしまっている。そうであるからこそ、事が思いどおりに進まなくて自分のコントロールを超えてしまったとき、「主体性を奪われた」と感じるのである。

しかし本来、〈私〉という存在のそのもっとも本質の部分に横たわっているのは、〈私〉のコントロールできない何ものかである。そして、それが〈私〉のコントロールできない何ものかであるからこそ、それを〈私〉がそこから生まれる母胎だと見なせもし、〈私〉の存在の動かし難い本質部分だと想定もできるのである。

そう考えていくと、主体性とは、状況によって奪われたり現れたりするようなものではないことが了解できるようになるだろう。

どうにもしようのない「わたし」という存在を生きる〈私〉は、コントロールできない、いわば自然として存在する人生を、「わたしの人生」として受け容れる主体である。受け容れる——あるいは明らかに見つめる——というはたらきの主体は、「わたしの人生」をはっきりと見定め、そのうえで「わたし」にできることをおこなっていこうとする主体である。それをここでは当面、「自分の人生」とは区別して「自分」といいあらわしておこう。

「奪われてしまった」というように感じる主体性は、「自分」と「自分の人生」とを同一視しているところから生じているのだ。〈私〉という存在の全体は、おそらく「自分」と「自分の人生」がひとくくりになったものである。崖から落ちていく〈私〉の存在の全体は、そこにある崖と「落ちていく自分の身体」だけでは成り立たない。そこに、みずから自覚的に落ちていこうとする「自分」がいてこそ、はじめて〈私〉という存在が全体として浮かび上がることになる。

そう自覚する「自分」は、〈私〉のかけがえのなさを自覚し、一回かぎりの人生を生きる唯一無二の「自分」であることを自覚する「自分」である。そして、そういう「自分」が「自分の人生」をしっかりと見つめるまなざしをもつことをまってはじめて、「自分の人生」も「自分」なりのかたちをとって立ち現れるようになる。こういった「自分」を育てること、それが真の意味での主体性をつくることになる。

どのようなことが起ころうとも、どのみち避けることができない「自分の人生」であれば、ぶつぶつ不平を言って逃れようとし避けようとするよりも、その不本意な道を明らかに見つめ、みずからの意志で歩むほうがいっそ心地よい。そこにはむしろ、不本意な道さえ楽しむことのできる、人の潜在的な力の開かれる契機がひそんでいる。そして、そこにこそ「自分」にはコントロールできない「自分の人生」がみずから展開していく契機もひそんでいるのだ。

ここでは以下に、「自分の人生」と向きあう「自分」を育てること、この問題を〝気〟という観点から考えていくことにしたい。

気に抱かれる

日本文化のなかでの心理臨床を考えるには、〝気〟の問題を真剣に考えることが重要だと筆者は考えてきた。そして、単に言葉の問題だけではなく、日常を生きる実践の問題として〝気〟を考えていくなかで、いわゆる気功法とよばれる心身の訓練システムが、私たちにとって心の問題を考える非常に豊かな資源であることに気づくようになった。

気功法は非常に大括りにまとめてしまえば、〝気〟というイメージをつかって身体の再編をおこなっていくトレーニングということができる。

〝気〟のイメージが老荘や易を代表とする東洋思想を背景にしているのはいうまでもない。「一陰一陽をこれ道と謂う」とは易の『繫辞伝』の言葉だが、陰と陽のふたつの気が循環し相互に交ざり合うことから万物が生成するのである。しかも、万物というかぎり、物質だけではなく精神も、陰と陽の気の交合によって成立すると考える点が、〝気〟を軸として世界をとらえる東洋思想の興味深いところである。

人としての生命も、〝気〟の思想からみると「陰と陽の気が、ごく小さなひとかたまりとなって、ほんのひとときの地上に集まったもの」にすぎず、いずれまた離散して大いなる「道」に還ることになる。生きているということは、この観点からすると「陰陽の循環する気の流れが、人としてしばし凝り固まっている」ということなのである。しかも、私たち人間だけが特権的地位を占めているのではなく、あらゆるものが等しく「気の集合離散」で成り立っているのだ。犬や猫も、カエルやヘビも、公園の木々も、自然の岩山も、さらには人工的につくられている目の前の机やテレビも、「道」からみるとみな同じ塵にすぎない。

〈私〉もこういった壮大なイメージを帯びた〝気〟でかたちづくられている。このことを身体の感覚体験と〝気〟のイメージのからまりを通じて自覚しようとすることが、気功の練習の始まりである。

〝気〟のイメージに導かれて身体の諸感覚が細やかに活性化し、訓練によって鋭敏になった諸感覚が新たに〝気〟のイメージを分化させていく。「意気相随」という気功体験を説明する表現は、まさにこの事情を語っている。「意と気があいしたがう」。このばあいの「意」はおよそ私たちの言葉でいうイメージに相当し、「気」は微細な身体の諸感覚をあらわしている。

この宇宙の成り立ちと同じ〝気〟でできた自分の身体の、陰と陽の「気の集合離散」の動きをイメージしていくと、さまざまな身体の諸感覚が、それに連動して〝気〟を感覚的に感受しはじめる。

天から降り注ぐ〝気〟が、頭上から身体深く骨の髄まで染みとおり、その流体的な〝気〟の流れが足の裏から大地のなかへと続いていくイメージに、身をまかせる。すると、そういうイメージに合致した身体の諸感覚――おそらくは筋肉の弛緩と緊張の織りなす感覚を中心としている――が、イメージに合わせるかのように意識に拾い上げられていく。そしてまた、そういった身体感覚の洗練は、〝気〟のイメージをさらに豊かにかつリアルなものにしていく。

身体は心とは異なる単なる物質であり、物理法則に従った精巧な機械、化学変化をさまざまなレベルで展開する複雑な工場のようなものだと、私たちの自然科学的に教育された視点はとらえる。しかし〝気〟のイメージを通して自分の身体を見つめていくと、身体の諸器官の精巧な機能分化によりも、身体の諸反応が全体として独自のつながりをもっていることに目がいくようになる。

そして、身体の芯がゆるむと頭の芯もゆるみ、それにともなって心がゆるんで「自分」という意識がつくっていた自己の境界線が、硬質なものから柔らかなものに変わっていく。心も身体も別々のものではなく、心のはたらきが身体に染みとおり、身体の反応が、心を生み出す流動的な「気の流れ」を体験するようになるのだ。心も身体もともに、根元の〝気〟の一部分にすぎない。

心と身体の流動化の体験はさらに展開して、「自分」と周囲の「環境」との融合体験につながっていく。私が私であり、足下にある地面は地面、空は空、建物は建物というように、それぞれ個物として存在しているのが日常の風景であるとすれば、気功体験のさなかでは、根元の〝気〟が私となって現れ、地面として現れ、空として現れ、建物として現れる。「自分」も周囲の「環境」も同じ根元の〝気〟の現れとして、ひとつながりとなるのである。

気功の体験はこのようにして、自分自身を他者と切り離され孤立した単体としてではなく、すべてのものがつながりあって影響し合っているという静かな興奮のなかで、そこにその一部として抱かれた自分をとらえる体験となるのである。

澄んだ鏡のような目で見る

この体験は、人をつぎのような体験に導いていく。すなわち「自分がこの世界とひとつになって『すべてこの世界はわたしの世界でもあったのだ』という心地よい一体感覚」。大いなる宇宙に抱かれ、日常的な〈私〉の自我が一瞬溶け去ってしまうような体験である。有限な存在としての自分が無限の宇宙と接し、自分の存在を目に見えないところで支えている「無」を実感する体験でもある。

わが国では、気功は太極拳やヨーガと同じように健康法として紹介されるか、あるいは外気療法のように〝気〟の不思議な力を活用する治療法として知られている。そして、気功を学ぼうとする多くの人は、身体によいことを求め、あるいは気の不思議を体験したいとやって来る。しかし、実際のところ、気功はきわめて地味な活動であり、そこから気功を長く続け、楽しむようになるにはもう一歩、気功本来のおもしろさを体験的に知る必要がある。

その点でも、三十分から一時間ほど気功をしたあとの身体の解放と心の静まりのこの独特の感覚は、私たちを気功へと誘う充分な力となるものである。「酔へるが如く浴するが如し」とは、気功の源流である内丹の書『太乙金華宗旨』に修行がうまく進んでいることの徴候として述べられている体験だが、ひと風呂浴びたあとのような温かさが心地よく自身を包み、産湯につかる赤子のように、純粋無垢な心で大いなる宇宙に抱かれるような感覚が生まれる。そして、〈私〉を抱く無限の宇宙から有限な〈私〉にエネルギーが注がれ、自分が生き生きとしてくるのを感じる。

この体験は心理学的には、自我肥大が生じている状態ということができる。宇宙とつながり高揚した自分のイメージが、日常の等身大の自分のイメージを見えにくくさせるからである。この状態は他人からみると、エネルギーにあふれ、自信に満ち、力強くさえみえる。しかしこういった体験が、一人ひとりにとってそれぞれに固有のかけがえのない体験となってかれらを支えるものとなるかぎりにおいて、これはきわめて意味のある体験だといえるだろう。日常生活の延長にはなかなか見えにくく、ある程度の自我肥大を経なければ現れてこない体験世界だからである。

しかし自我肥大の体験は、日常の自分の意識が相応に強くなければ、自分を呑みこみ、ときに無批判に無限の存在を有限なものに置きかえ、それと同一化するか、もしくはそれに全面依存してしまう危険性をはらんでもいる。同一化するばあい、それは人をある種の教祖に仕立てあげていってしまう。また全面依存するということは、自身の価値判断を放棄するということにつながる。

そうならないようにするために、この体験をしっかりと見つめることのできる目を、私たちは養っていかなければならない。この「宇宙の根元の気に抱かれる体験」を見つめる目は、もちろん〈私〉の意識の目ではあるが、単なる日常意識の目ではない。日常意識の目は、自分自身と周囲の自然を分離する意識である。この目で体験をとらえると、体験と同一化するか、あるいは体験をもたらしたものをなにか恣意的に想定してそれに全面依存するか、という方向に傾いてしまうだろう。そうではなく、根元の〝気〟と離れることなく、同時にそれを見つめる目が、ここで求められる。

そのような目をここでは〝澄んだ鏡のような目〟というように表現しておきたい。私たちの日常的な意識のまなざしは、分別する枠組みをもってものごとを見るまなざしである。この分別するまなざしは、しかし、ものごとの実相を見るにはあまりよくできていない。というのも、分別する枠組みを必要とするのは私たちの意識体系のほうであって、この体系があまり大きく揺さぶれらないようにするために、私たちはものごとを分別し、そのものの裸の実相を見ないようにしているからである。

分別するまなざしは自分を守るものであるが、しかしまた分別する枠組みによって自分で自分を縛ってしまうものでもある。それにたいして〝澄んだ鏡のような目〟は、ただ現実のあるがままを映し出す目である。自分の心の醜い部分も美しい部分も、他人の振舞いの心地よい部分も不愉快な部分も、ともに、それがあるままに映し出す力をもったまなざしということができる。

「気に抱かれる体験」を分別するまなざしのままで見つめていくと、その高揚した体験が純粋で強力なものであればあるほど、「この体験の主体こそが自分だ」と分別するか、あるいは「この体験こそが真実で、わたしは自分を捨ててそれに従わねばならない」と分別する可能性が高くなる。それにたいして、そうやって分別する〈私〉の心の動きさえ、この世界に現象している「陰陽の気の離散集合」の大きな流れの一部として映し出すまなざしが、〝澄んだ鏡のような目〟である。

大地、ただよう空気、青空、そびえる木立などと、そこに立つ〈私〉は同じ自然の一部であって、自然が〈私〉の意のままにならないように、〈私〉の身体も〈私〉の心も意のままにならない自然としてそこに厳然として存在する。「大きな自然のなかの小さな土くれにしばし宿った自分」という意識が、どうにもしようのない存在としての自然と向き合う。

どうにもしようのない存在としての自然は、究極のところ〈私〉の理解を超えた存在でもあり、いわば〈私〉にとっては神秘を秘めた存在である。「そこにいったん宿ったからには、その神秘をできるだけそのままに味わってみよう」、そういう姿勢が力みなく生ずるとき、「自分」という意識はおだやかに、やさしく「自分」の身体と心を見つめ、そこにつながる自然を受けとめる。

〝澄んだ鏡のような目〟は、冷ややかに現実を映し出す醒めた目ではなく、現実を慈しみ、楽しもうとするがゆえに、現実のありのままをできるかぎり濁りなく照らし出そうとする目なのである。

谷に生き、山に生きる

ところで、このように語ってきたからといって、私たちはいつも気功的な視点で生きているわけではない。自分の営む日常生活を大切にできなければ、なにごとも始まらないからである。日常性をしっかりと生きるために、気功的視点が日常の人間関係の滞りや自分自身の心の濁りに生気を吹き込む、そういう具合に実際の生活に生かせるとよいだろう。前節で検討したような〝澄んだ鏡のような目〟で見ることは、けっして、日常意識で自分の人生を見つめるまなざしを排除するものではないのだ。

気功の源流には道教の修行者たちのいう内丹術があり、それが別称として仙道とも呼ばれるように、かれらは日常の俗な世界を否定し、不老不死の仙人になるべく修行した。日常の俗な世界と不老不死の仙界との対立構図は、「俗」と「仙」の文字に見られるとおり、谷に生きる人と山の上に生きる人の違いである。濁ったものが谷底に溜まり、猥雑な世界を構成し、一方でその世界を山の上から眺め、澄んだ純粋世界を山上に構成する。これを心理学的に解釈すれば、人として生きることの二側面を谷と山の視点でいいあらわしているものと考えることができるだろう。

そして谷は山なくしてはありえず山は谷なくしてありえないことを考えると、そもそも「俗」も「仙」も、単純に俗から仙への超脱で終わるというものではなく、陰陽の交合の如く、俗が仙になり仙が俗になる、循環的性質のものでなければならない。仙人面をして俗界を蔑むことは、循環を失って逆説的に俗の極みを示すだけにしかならない。また、俗界を真剣に生きている姿のなかに、仙の視点が生かされていることがよくわかることもある。

そうすると、このふたつの視点はつねに私たちの内に同時に存在していて、ただ個人の意識体験としてどちらかによく気づいているだけ、という違いしかないのかもしれない。言いかえれば、私たちは日常の生活において、本来的に二重の視点をもってつねに生活しているのである。そして、できるかぎりこの二重性を両方意識しながら生きることが、自分が自分の人生と向き合って生きることにつながるのである。

『精神病理学総論』のなかでヤスパース Jaspers, K.（1942）は「二重見当識」という概念を紹介している。患者が「正しく把握し判断できる現実の世界と精神病的世界」の「二つの世界に同時に住みながら」「宇宙的体験をしているにも拘わらず現実界ではある程度まで正しく行動できる」、こういう状態を「二重見当識」という。たとえば、自分がナポレオンだという妄想をもち、一方で一市民としての自分もいる。○○さんと個人名で呼ばれればハイと返答する。しかし同時に、自分が本当はナポレオンであって、いま幽閉されて、敵の部隊はどう配備されていて……と、身の回りの世界を妄想的に構築し語るわけである。

「見当識」というのは、自分がどこの誰かということなど、この世界のなかでの自分の位置づけを明瞭に理解する力をいうが、その理解につかわれる座標軸が二種類あって相互に関連しない、それが「二重見当識」と呼ばれるものである。このように「二重見当識」は病理としてヤスパースによってとりあげられたが、加藤清（二〇〇二年）はこれを単に病理現象とのみとらえるのではなく、広く一般の心を理解するために「正常な二重見当識」という視点が重要であることを指摘している。

精神の病いにみえる「心のなかで展開する事態」の本質は、病いだからこそ見えやすくはなるが、かならずしもそうだからといってそれが「病いの根元そのもの」というのではなく、むしろ「人間が一般に生きるということの本質的事態」であることも多い。

この「二重見当識」の問題も、少しゆるやかにその概念をとらえてみると、篤い信仰生活に生きようとする人や、さまざまなイデオロギーを実現しようとして生きてきた人たちも、俗と仙ならぬ「俗と聖」「現実と理想」など、みなこの二重性の問題を真剣に生きようとしてきた人たちだったといえるだろう。現実の日常生活を送ることと理想となるユートピアをこの世に実現しようとすることと、このふたつが見えるところでは、じつはみなゆるやかに「二重見当識」の問題を抱えているのである。

「二重見当識」が病理の問題としてとらえられるのは、この二重性をそのまま生きつづけることが、アイデンティティを保ったひとりの人間の心にとって負担が大きすぎるということでもある。だからこそ私たちは、極端に世俗を避ける信仰生活を求めたり、事態の革命的転覆を夢見るのである。そしてユートピアに見えた理想も、それを少しでも現実に生きはじめると、そこにはきわめて俗な世界が現出することを知って、多くニヒリズムに陥っていくのである。そしてそれが病的事態にまでいたると、その二重性を自身のなかでまったく切り離して、つながりのないまま共存させてしまうことになるのだ。

しかし、こういった意味での「二重見当識」の課題を抱えることなく生きている人がいるとすると、それはほんとうに人生を主体的に生きたということになるのだろうか。「二重見当識」の問題は、「私たちの人生の価値をどのように考えるか」という問題ともつながる。日常の谷間の生活だけでは、〈私〉という存在の他と比較することなく内から生まれる価値を見いだすことが非常にむずかしくなっていることが、現代社会の大きな問題でもあるからだ。

仙と俗を生きる

東洋の錬金術である錬丹術、それは不老不死の丹薬を求める旅であったが、西洋錬金術と同じようにさまざまな物質の調合によって丹薬を求めるという作業から、しだいに、身体の内に丹を錬り丹を生成しようとする「内丹」の術が中心の座を占めていくようになる。自分自身の日常を生きる身体が、同時に丹薬を生む霊妙な身体ともなる、二重見当識ならぬ「二重身体性」を内丹術はその始まりからもつことになったのである。したがって、「内丹」を説く書物では、いたるところにこういった二重性の問題をみつけることができる。

いまここに、先にも挙げた十九世紀末に成立したと見られる「内丹」の書、ユング Jung. C.G.(1929)が注釈を付したことでもよく知られている『太乙金華宗旨』の記述に見られるそういった二重性のいくつかをとりあげてみよう。

ここでは有限の日常性を「俗」、そしてそれを支える無限ないしは無を「仙」とし、仙と俗の対立の構図として示してみよう。もちろん、仙／俗の対立は固定したものではなく、陰陽の相互作用が常に念頭に置かれている。

元神《げんしん》と識神《しきしん》の対立は、この書の一番中心に位置する二重性である。元神は人の身体にあっては両目の間の少し上のところ、第三の目があるといわれる祖竅《そきょう》にある。祖竅は天心とも呼ばれ、人の身体という小宇宙が、天上の中心すなわちこの大宇宙の中心に対応した通路ともなる場所である。一方、識神は人の身体の心臓の位置、心《しん》にその居所を有し、〈私〉という日常意識の中心になるところである。

元神はこの世界が生まれるその始まりからある「道」の意識のようなものである。しかし、人として生まれるには、この元神を基礎としつつ、識神が体内に宿り、活動を始めることが必要となる。識神は、この世の物質を求め、情欲に動かされ、元神に備わる気を消耗し尽くし、やがて死に至る。したがって「内丹」では、この方向に歯止めをかけ、識神に惑

『太乙金華宗旨』にみられる二重性

仙	俗
元　神	識　神
天　心	心
純　乾	陰　滓
魂	魄
逆（生）	順（死）
造化の真気	一身の精華

わされることなく、元神に還ることを求める。識神にあらわされる日常の意識に振り回されるのではなく、識神のはたらきを支配し、その機能を借りて、元神の意識――〝澄んだ鏡のような目〟をもった意識――をはたらかせようとするのである。識神の機能を借りるというのは、元神がそもそも個体性をもつものではなく、人としての個体性をもったものが元神のはたらきに近づくには、個体性の中心である識神なくしては不可能だからである。

天心と心《しん》の二重性も、先に述べたとおり、個人としての自分の中心とそれをも含んだ全宇宙の中心とが、私という存在のなかで同居していることを示している。そして、ここでも心の働きを押さえ、天心の働きに身をまかせることに重点が置かれる。

次の純乾《じゅんけん》と陰滓《いんし》は、魂《こん》と魄《はく》の二重性とも重なるので合わせて説明する。純乾の「乾」とは陽のことであり、純乾とは純粋な陽をあらわす。そして陰滓は、物質的な世界に惹かれる存在であり、また物質そのものもあらわす。私たち人間は陰と陽の二気の交わりでこの世に生まれるが、その二気の性質のなかで「人としての心」の側面に重点を置いた表現が魂と魄である。そして心のなかでも、物質から離れ純粋に形なきものとなる心を魂とし、心のなかで物質要素を大いにもち、物質に惹かれる心を魄としている。

内丹の目的は、こういった人間理解の上に立って、陰滓を熱し溶かし尽くして、純乾に還ること、魄を消して純粋な魂に還ることとされる。ただしこれは、陰滓を離れて純乾になることでもなく、魄を無視して魂だけを大切にすることでもない。陰滓や魄は、物質的な世界に生きる私たちの俗なる日常生活の視点を代表するものであるが、そこを離れて仙はありえないのである。純乾や魂は、残滓や魄にはたらきかけることによって、残滓や魄のなかに潜む陽のはたらきを活性化させることにその意義がある。

次の逆（生）と順（死）の二重性は、順からみていくとわかりやすい。先に挙げた魂と魄は、その交合が人に生をもたらすことになるのだが、そのばあい、私たちの生まれた瞬間がもっとも魂と魄の交わり具合が高まっているときである。それからのち、魂は次第に上に昇ろうとし、魄は少しずつ下に降りようとしつづける。これが完全に分離すると人は死を迎える。したがって私たちの一生は、生まれたときから死にはじめているのであって、それが俗なる日常を生きる私たちにとって「順」の流れだというわけである。

一方、内丹の目的とする仙はこれを「逆」にして、ふたたび生を活性化させようとする試みなのである。この試みは、実際には不可能なことである。しかし、時間の流れに逆らえず、死に向かって生きる私たちの人生に、この「逆」行のモメントを導入することで、「順」の流れがそのつど活性化する。冒頭で述べた「崖から落ちる」喩えでいえば、崖から落ちるのは「順」であり、それを主体的に生きるためにそこに自分から進んで飛び込もうとするモメントが、ここでいう「逆」である。

気功は身体のなかの〝気〟の流れを流動化し循環させることを練習するわけだが、それをこの『太乙金華宗旨』では、一身の精華をめぐらすことと造化の真気をめぐらすことという二重性においてとらえる。「一身の精華」とは個々の身体のエッセンスをいい、内丹を修養する一人ひとりの個別の人が自分の身体で体得した身体感覚的な〝気〟の流れをあらわしている。この書では、光をめぐらすということをひとつの目的としているが、この光をめぐらす体験を、単に「一身の精華」をめぐらす体験とのみとらえるのではなく、それはむしろ「造化の真気」をめぐらしていると受けとめるべきである、というのだ。「造化の真気」は、この宇宙の創造力・形成力をあらわす言葉であり、「きわめて個人的な身体の体験がじつはすでに宇宙の体験なのであり、宇宙の体験を個人として知るには、その個人のきわめて個人的な身体感覚体験によるしかない」というのが、ここで述べられていることである。

内丹の書は、文字どおりに読むと「できるだけ早く俗を捨てて、仙の世界に行こう」と誘いかけているようにもみえる。しかし本質はそうではなく、俗の世界を流動化し活性化させる力は私たちの内にある仙なる要素にあるということ、そして、この仙なる要素はけっしてそれだけでは成立せず、いつも俗を必要としているということにある。「俗を離れず、仙の要素を生かすこと、そこには訓練が必要である」という気功的視点は、「正常な二重見当識」を養っていく重要な示唆を私たちに提供してくれる。

王として大地に立つ

「正常な二重見当識」という視点に立って、これまで検討してきたふたつのまなざし「日常の目と澄んだ鏡のような目」「俗と仙」のひとりの人間のなかでの共存をどのようにはかるか、この点をもう一度、実際の気功体験に即して検討していくことにする。

さて、気功法でもっとも単純でありながら、体験としてどこまでも深まっていく可能性をもった方法は、ただ静かにじっと立つという方法である。前章でも紹介した「站椿功《たんとうこう》」と一般に呼ばれるこの方法は、本来は武術の鍛錬から来ており、ただ立つということに加えて、足の開き具合や腰の落とし具合などさまざまなバリエーションがある。しかし、そのもっとも基本の姿勢は、自然站椿とか無極站椿と呼ばれるものである。この基本の站椿はおよそ以下のようにしておこなう。

肩幅ほどに足を開き膝をゆるめ、腰をゆるめ、おなかを引き、顎を引き、自然に頭頂が天に吊り上げられ、肩をゆるめて脇の下が自然に開く。足の裏にしっかりと体重が乗り、大地を踏みしめ、その踏みしめた大地の感覚が足の裏から膝・腰・胴体を通って全身に広がり、頭頂から天に抜ける。しばらくすると今度は天から〝気〟のシャワーが降り注ぎ、頭頂から肩・胸・腹・腰のなかを通って、両足から大地に抜ける。

そうした姿勢が整ったら、あとはただ自然に頭を空っぽにして立つのである。目を軽く閉じて立ち、頭の上から下に向かって、自分の身体にどこか余分な緊張が入っていないか確かめながら、身体のなかを〝気〟が滞ることなく流れるようにしていく。頭のなかにいろいろな考えが浮かんできたら、空に浮かぶ雲のようにその思いを眺め、その雲が自然に流れては消えまた現れることを、とらわれることなく楽しむ。雑念のない心の静かな状態を目指すのではなく、ふと気づくといろいろ考えはじめている、そういう心の自然を〝澄んだ鏡のような目〟で見つめるのだ。

いずれにせよ、あまり細かいことにこだわらず、五分、一〇分と続けて立っていると、ふとした瞬間に、あたかも大地にしっかりと根を生やした樹木が立っているかのように自身の身体が感じられるようになる。自分が頑張って立っているのではなく、「天と地のあいだをつないで立つしっかりとした柱」になったように感じはじめるのである。

気功では「天地人の三才を大切にする」ということがよくいわれるが、まず天があり、そして地があり、このふたつが「陽」と「陰」の〝気〟の代表のようなものである。「天」とは陽

――純粋なエネルギーのようなもの――と考えてみるとよい。そして「地」とは陰――自然の物質的な側面――というように考えてみるとよい。そして、その天と地のあいだに私たち「人」がいるわけだが、これは単なる個々の人ではなく、人を代表する存在としての「王」のようなものと考えてみるとよい。人を代表する王は、あらゆる人工の世界を代表するといってもよいだろう。

自然站椿は「天と地のあいだに立つ人が、天と地をつなぐ柱となって立ちつくす」というイメージである。そのようにして立つとき、おもしろいことに、その姿は「王」という文字をそのままにあらわしていることがわかる。第四章でもふれたが、王という文字の一番上の横線を天とし、一番下を地とする。そして真ん中の横線が人。人工の世界である人が天とつながり、地とつながっていくことによって、その横三本の線をつなぐ一本の縦線が生まれる。それが気功的体験を通してみえてくる「王」という文字の成り立ちである。

自然站椿功は、天地をつなぐ人として「王」となる体験なのである。それはまさに、日常の自分という存在と、気功体験のなかでの王としての自分との「二重見当識」の世界といえる。私は、宇宙の根元の〝気〟と一体となった王でもあり、また一介の人間でもある。そして〈私〉がこの世の「王」として立つということが実感として体得できるとき、〈私〉は他の誰に頼るわけでもなく、ただひとりおのずから自分を支え、生み出す自分のアイデンティティを感覚的に身につけることができる。

日常の視点からするとみなそれぞれ対等の「人間」どうしであり、気功的観点から見ると、みな同時にそれぞれがそれぞれの「王」である。〈私〉がこの「私の世界の王」であることは、誰にも邪魔することができないものであると同時に、〈私〉以外の人もそれぞれに王であり、その領分はそれぞれ誰にも邪魔できない。そういう観点に立つと、自分がひとりの王であるという実感は、他者をもまたひとりの王として大切にすることにつながる。そういう「正常な二重見当識」の感覚を、この自然站椿功は養っているのである。

私たちが「それぞれに自分がこの世界の王である」ということをしっかりと自覚し、なおかつ「それぞれがそれぞれの経験において王となっていく」という対等性を自覚することは、私たちがたがいに信条が異なり、気の合わないと感じることがあっても、排除の論理をはたらかせることなく、ともにこの世界に共存していくことのできる実力を養う自信を生む。自分の足でしっかりと大地に立つということは、「自立する」という表現が示すように、心理的な自立と身体的な自立とが重なるきわめて興味深い体験なのである。

ところで、私たち日本の教育では、立つということはなんらかの罰として与えられるイメージがある。「席を立つ」ことは自分の席――すなわち皆に認められた居場所――を離れることであり、「廊下に立っていなさい」と教師に言われることは、自分の席を取り上げられることとつながっている。私たちは長い教育のプロセスのなかで、「自分がすすんで立つ」ということのおもしろさを忘れさせられているのである。そして、いかに自分の席を必死で守ろうとする生きかたを身につけてきたことか。

私たちは、真に自分の意志で普段立っているだろうか？　自分の居場所がないと感じて早く席を探そうとし、本来「しっかりと立つ」ことで生み出されるアイデンティティをかえって別の場所に探そうとしているのではないだろうか？　席があるから私の存在意義が生まれるのではないのだ。どこにでも自然と立つことによって王となる気功の経験は、私たちを「座席」の呪縛から解放する力をもっている。

土とつながる

さて、もう少し「王として大地に立つ」イメージを広げていくことにしたい。前節で、気功的体験を通して「王」という文字を眺めたが、そうやって遊びながらこの文字を眺めていると、文字のイメージがさらにひろがる。

天とつながり、地とつながることで、人としての〈私〉の存在が「王」となる。有限の存在である個人がそれを支える無限と触れ合うとき、無限とつながることで王としての自覚を促される。しかし、「自分もひとりの王だが、他者も皆それぞれに王である」ということを自覚するのは簡単なことではない。それには、自分自身の存在の実相をしっかりと見つめ、その限界を知り謙虚であることが求められるだろう。

みずからが有限の素質しかもたない限られた土くれであることを、「王として立つ」というイメージに沿わせるために、有限の肉体をあらわす一小点を王という文字に付け加えてみる。それはつまり、文字の上で「王」の上に点を付してみることだが、そうすると「王」は「主」という文字に変わる。この上に付け加えられた一点は、いずれ消えゆく自分の身体であり、それゆえにこそ、自分と王が単純に同一化できないことをあらわすことになる。一方で、自分が自分の「主」であるということは、自分という一小点がその上に載る「王」に支えられており、王としての自覚なしに自分が成立しないことを同時にあらわしてもいる。

こういった直感的理解は、単なる文字遊びにみえてしまうとも思われるが、これは気功の体験的実感をあえて文字におきかえてみようとする作業であり、そのばあい、「王」や「主」という文字を通してそこに「〈私〉というひとりの人間が静かに大地に立っている」という固有の身体を感じているのだ、ということを理解していただきたい。それがなければ、こういった議論はきわめてうわすべりの観念的な議論に終わってしまい、臨床的姿勢を失ってしまうからである。

心理臨床は、自分という人間と他者とのかかわりの質をどのように高めていくか、ということに最重要課題を背負っている。そのばあい、一般論としての人間関係をいくら知的に理解しても、かならずしも自分のかかわりの質を高めることに役立つとはかぎらない。私たちは一人ひとり個性をもった存在であり、自分という人間のもちまえの性質として、理想的にはそうできたらよいとわかっていても、できること、できないことがある。

したがって私たちの仕事は、まず、自分という人間がどのような個体としての特質をもっているかをよく知ることから始まる。そして、よくもわるくも自分のもっている特質を最大限に活かせるようにすることが私たちのつとめである。

先に「魂魄」の関連で述べたように、内丹術では、限りなく純陽となるべく、魄にはたらきかけて純粋な魂に変えていくことを目指していた。それが物質的なとらわれから人を解放し、純粋な生命力を得ることになると考えるからであった。この純陽すなわち「純粋な生命創造力」は、たとえば真っ暗闇の純粋な陰の世界に陰中の陽すなわち「陰火」というほんとうに微かな光が生まれる、その光の生まれる瞬間に秘められた力である。

このように、魂の力が魄にはたらきかけ、生を活性化するわけだが、陰陽二元論からすると、この動きはここで止まるわけではない。「純陽」が全体に広がりすべて陽になってしまうと、今度は光に埋めつくされた目のくらむ陽の世界に「陽水」という純粋な陰の始まりが生み出されることになる。

結局、俗から逃れて仙になろうとする魂の動きは、けっして魄を離れることはなく、そういう陰陽二元論の柔軟な動きそのものが、「魂魄」で成り立つ〈私〉の存在に生気を吹き込みつづけるのである。このとき、そういったはたらきが意味をもって展開するためには、その展開を守る場が求められる。そして、その場を提供するのが「この世の俗なるもの、物質に惹かれ、肉体に留まる魄的なもの」であり、それこそが、かけがえのない一回きりの生を営む〈私〉の証となるのである。

老子『道徳経』第六章に「谷神《こくしん》、死せず。是《こ》れを玄牝《げんぴん》と謂う。玄牝の門、是れを天地の根《こん》と謂う。綿々《めんめん》として存するが若《ごと》く、之を用《もち》いて勤《つか》れず」とあるが、宇宙的なメスの性器になぞらえられる「谷」という場こそが、いっさい万物の産出される場であり根元なのである。「谷」「俗」「魄」などで語られるのは、いわば西洋錬金術でいう第一質料《プリママテリア》のようなものである。そして東洋の錬金術である内丹では、こういう「谷」「俗」「魄」を、術をおこなうその人自身の身体に求めたのであった。

内丹を源流とする気功では、身体における五臓のうちの「心」と「腎」の交わりが重視される。「心」は火とつながり、魂的なものと関連する。木火土金水という五行にならえば、魂は木に対応するが、木火のつながりで、身体的には「心を軸として上昇しようとする魂」をあらわす。一方「腎」は水とつながり、魄的なものと関連する。五行では、魄は金に対応し、金水としてまとまり、身体的には「腎を軸として下降しようとする魄」をあらわす。

人が生を得て順行するにしたがって、「心火」は上に、「腎水」は下に分離して、つねに死に向かって進むことになる。それを逆行させ、「心火」を下げ「腎水」を上げていくことが、内丹術の中心イメージとなっていく。そして五行からみて、五行の中心に位置し、「木火」と「金水」のダイナミックな〝気〟の運行が漏れることなくしっかりと展開する錬金術の器として、「土」が存在するのである。

「身土不二」ともいわれるように、人において五行のなかで「土」にあたるのは、身体そのものである。「土」は五臓に対応させると「脾」と「胃」に応ずるが、これはいわば消化管であり、人が直立した存在であることを考えると、身体としての人の存在の中軸は消化管であり、それが柱のように立つこと、方位にして「土」が中央であることもあわせて、自分という存在の中心に柱を立てることが「土」の意味であり、それが「木火」「金水」の織りなす内的変容を支える場所となるのである。

八段錦という伝統的な気功法の第一の動作に代表されるように、気功法の中心に「胃」と「脾」の経絡を通す動作がある。それは「天と地に柱を通し、中心としての土を自覚し、王として立つ」というイメージに合致するものが多い。心理学的にみると「いまこのときこの場で時空をしめる〈私〉という具体的存在を、すべてのものごとを考える中心もしくは主発点とする」ということである。消化器系の滞りない流れに支えられて、自分の位置を明確に意識し、そこから、自分にできることを大切にしていく。

自分という限界をもった存在を明らかに自覚するところから、大宇宙で起きていること、世界で起きていることとの全体を目をそらさずに見つめ、限界をもったうえでできることを大切にしていく。それが、本論の始まりでも述べた「自分が自分の人生に向き合う」ということである。そして、自分の人生に向き合うことのできる自分を育てる第一歩とは、自分という存在の位置を自分の座標軸の中心に据え、天地とつながる確たる柱となること、言いかえれば、〈私〉の「主観的身体」の経験を真に信頼し、同時に、それと同一化しないということである。

終章　個人と環境の再生

「生きた環境」の生成

神社というのは独特な空間をもっている。

都会の喧騒のなかにあっても、神社のなかだけは、なにか一種独特の静寂があり、ほっとひととき日常のしがらみから解放される。永い時の流れを象徴するかのような大きな樹々、幾多の人に踏み固められた土……、境内は一種の守られた聖域となっている。

この静寂が生み出されるのには、その土地の立地条件も大きく作用しているが、もう一方で、そこを訪れる人々がその場所を大切な場所として大事にしていることにもよる。実際、同じ神社でも、町の人に大切にされていると感じる所とそうでない所とでは、静寂の度合いは大いに異なるのではなかろうか。大事にされている場所は、そこを訪れる人々にも、その場を大切にしたいと思う気持ちを抱かせるものだ。「場」のもっている何らかの影響力がそこにはたらいているのである。

さてしかし、この影響力を生んでいるものは何なのか？　その点を考えると、問題はやや複雑であることに気づく。私たちに心地よさをもたらす場所というのは、その「場」と〈私〉とのあいだに截然とした区別をもうけない場所であり、〈私〉の身体の境界がやわらかいものになり、その「場」と有機的につながった状態になる場所である。たとえていえば、胎児を包む羊水のようなものである。

町なかの雑踏から境内に一歩踏み込むと、そこに静寂が現れる。その静寂は、神社の静寂であると同時に〈私〉の静寂でもある。つまりこれは、足を踏み入れた神社についての〈私〉のイメージが生み出した静寂である。しかし〈私〉のイメージだからといって、この静寂をどこでも〈私〉が生み出せるかというとそうではない。それはやはり、その神社という「場」に足を踏み入れるという現実の行為をまってはじめて、そのときに生まれる静寂なのである。

また一方で、この静寂が神社の静寂であることも確かだが、それは外的現実に存在する神社のみが生み出す静寂ではない。あたりまえのことだが、もし仮に、けっして誰も人が来ることのない場所に神社があるとすると、いかにそれが立派な森に囲まれていようとも、そこには静寂はないのだ。人がそこに訪れて、その人が神社の「空間」といわば化学反応を起こしてはじめて、静寂が生まれるのである。

静寂を生む場所とは、外的現実としての神社だけでも成り立たないが、また一方で、〈私〉という個人の私的な思い込みだけで成り立つものでもない。これは、〈私〉というひとりの人間が神社という特定の「場」に触れることで生起する生きた環境だ。だからそこで、その外的現実としての「場」にたいして〈私〉が何も感応せず何ら思いを馳せることがなければ、この「場」は〝生きた環境〟とはならない。そこにかかわりが生じること、それがなければ、場所としての神社はあくまでも神社のままであり、人もそこから何ら影響を受けないで、ただ「それまでの自分のまま」でいることになる。

ある場所が〝生きた環境〟となるということは、その「場」と〈私〉とのあいだにかかわりが生じ、何らかの有機的なつながりが、その場、その時に生まれているということである。そこでは、〈私〉という日常の自己イメージがもつ境界線がぼんやりとし、いくぶんかその境界線が拡がり、〈私〉を抱いている「場」そのものと〈私〉が融け合うことになる。

そして、その〝生きた環境〟とのつながりは、「わたしがわたし一人で成り立っているのではなく、わたしを支えるなにものかとつながることによってわたしがある」という東洋的な〈私〉のアイデンティティ感覚を深めていく契機となる。

もちろん、ここでお断りしておかねばならないのは、筆者はけっして「そのなにものかが文字どおり実体的に存在する」といおうとしているのではない、ということである。

「わたしを支えるなにものかとつながる」ということじたい、個人の心のなかのイメージであるが、ただ、こういったイメージは、個人の内界のみでは実感のある確かなものにはならない。それは外界と内界の相互交流のなかで生成した〝生きた環境〟によってはじめて可能となるのであり、〝生きた環境〟は、それが生きているかぎり、〈私〉にとって内部でもあり外部でもある中間領域として、「わたし以外」のなにものかの存在を実感させる〈私〉にとって独立した外的環境を、イメージのレベルで実現するのである。

お気づきのように〝生きた環境〟は、本書でみてきた《主観的身体》のひろがりである。そのとき身体は無限のひろがりを秘めた〈私〉の生の場の躍動となる。〝生きた環境〟という考えかたは、《主観的身体》を日常に生かす応用篇である。

場所への／からの「気くばり」

〝生きた環境〟の生成をめぐるこの事態を、私はここで〝気くばり〟という観点から眺めてみることにしたい。

ただし〝気くばり〟といっても、人間が同じ人間に向ける人間どうしの気くばりということではない。神社の境内のようにある特定の場所が、人にとって心地よい場所となるのは、私たちの「場所への気くばり」と、その応答としての「場所から私たちへの気くばり」があるからだ、と考えてみたいのである。

古い神社の境内というのは、本来、自然の野山のなかにあって一種独特な雰囲気をもった場所だった。そういう場所に多くの人が訪れることから、そこに結界が設けられ、一定の「場」が整えられていったと考えられている。誰とも特定しようのない多くの人々が、その場所を大事な場所として大切にしてきた少しずつの配慮の積み重ね。それは、漆を何度も塗り重ねることでその味わいがしだいに確かなものになっていくように、その場所のもっている雰囲気に感応した人々がふとその場所に足を留め、空気を味わい、あるいは畏れを感じ「大切にしたい」と思う、その〝気くばり〟の積み重ねである。

〝気くばり〟とは本来、そこにかかわる人間を包みこむ〈環境〉に配慮することである。直接相手に向かって配慮し何かをするとき、それを「気をつかう」ということはあっても「気をくばる」といういいかたはあまりしないのも、そのためだ。人にたいして気をくばることは、間接的なはたらきなのである。すなわち、気をくばることで整えられた「場」が、結果的に、その「場」を訪れる人間に心地よさをもたらすことになるのだ。

そうしてみると、他者にたいする「気くばり」は、他者に直接向けられるものではなく、「相手も心地よいだろう」と想定する〈環境〉を〈私〉が整えようして、他者と自分を包みこむ〈環境〉に向かってなされるものだ、ということになる。「相手も心地よいだろう」と自分が想定する〈環境〉は、とりもなおさず自分が心地よいと感じる〈環境〉である。したがって

〝気くばり〟の本質は、「他者が自分の気くばりをどのように感じるか」にあるのではなく、「自分自身が自分の生きている時空間を心地よいものと感じることができるかどうか」にあるのだろう。

自分の生きている時空間を心地よいものと感じられるとき、すなわち〈私〉のいる「場」へ適切な〝気くばり〟ができているとき、〈私〉と「場」との区別はぼんやりとし、〝生きた環境〟としてそこに自然な〝気〟の流れが生じ、〈私〉と「場」との融合が生じている。そのとき〈私〉は自分自身をその「場」の一部として感じ、そこに溶け込むように感じながら、一方で完全に溶け込むことなく、むしろその溶け込むような感じに支えられて、個としてのひとりの自分でいることを受け容れられる。

まったく不思議なことだが、〝気〟は単なる言葉でしかないにもかかわらず、その言葉が背負ってきた伝統は、私たちのものの見方に大きく影響を及ぼしているのである。「この宇宙のあらゆるものが陰陽の〝気〟の集合離散によって成り立つ」とする視点は、「自分も場所もともに同じ根元の〝気〟の現れであり、その本質は同じだ」というイメージを私たちの心の奥に実感をともなって生み出す力をもっている。

場所への気くばりは、自分の〝気〟が場所へ向けてくばられることで、その場所の〝気〟が今度は自分に向かってくばり返される、という循環を生む。そうすることで、自分の〝気〟と場所の〝気〟が混ざり合い、両者を隔てる日常の境界線を乗り越えていくことになるのだ。

しかも〝気くばり〟は、そこに気をくばる主体の地位をあくまで確保した心のはたらきなので、このくばりあいが進行するかぎり、くばる主体としての〈私〉と、もう一方の——これを主体と呼んでよいかわからないが——〈私〉も融合した〝生きた環境〟とが、完全に一体化して区別がつかなくなることはない。そのことが、この事態を現実の人間的世界のできごとにつなぎとめる重要な役割を果たしているのである。


ここで興味深いのは、こういった〝気くばり〟がじょうずにできているときは、かすかに自分という存在が二重化しているときだ、ということである。

ひとつは日常の自我意識をはたらかせる、意識存在の主体としての〈私〉がおり、もうひとつは、気をくばっている場所と自分の融合した〝生きた環境〟全体から成り立つ〈私〉がいる。「気をくばる私」と「気をくばってもらう私」が、同じひとりの人間の経験として共存しているのである。市川浩〔一九七五年〕が純粋思惟としての内省的な自我意識の生まれる契機を、主体の身体感覚においてみずからの身体をみずからの手で触れるときに生じる、触るものと触れるものとの二重感覚にその起源を想定したように、この二重性も、何らかの意識の生成と深くかかわっているのではないかと思われる。

〈私〉という個人の意識と、自分と場所がつながってできる〝生きた環境〟の意識。この二重性については、前章で「正常な二重見当識」の問題として少し論じたが〔濱野・二〇〇三年〕、ここで生まれる意識は、個人の自我意識に収まるものではなく、自我を基点としながらも、自我にとらわれることのないより大きな意識であろう。この意識は、他者とのより深く粘り強いコミュニケーションの可能性を生む意識のありかたではないか、と私は考えている。

たがいにそれぞれ独自の心をもった者どうしがともに生きるということのためには、「相手の心をいかに内面深く理解するか」ではなく、「自分にとって異質な相手が身近にいても揺るがずに柔軟に応じられる、自分の場所をそれぞれがもっているか」に、その鍵がある。それには、ここで述べてきたような、「場所への気くばり」を通じて形成された〝生きた環境〟と、日々豊かに触れ合っておくことが必要になるだろう。

「気くばり」の構造

以下に、人間関係場面において〝気くばり〟がどのようなはたらきをなすのか、単純なモデルにしたがって考えてみたい。

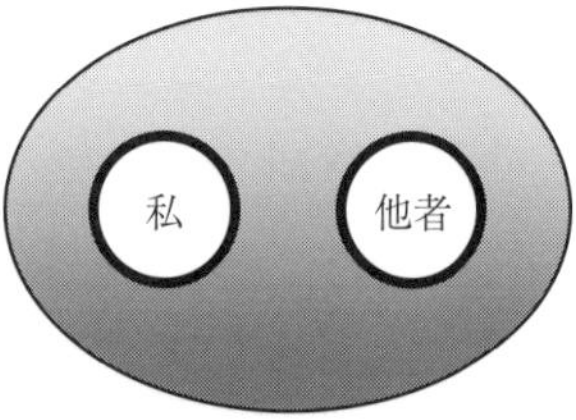

【図1】

【図1】は〈私〉が〈他者〉と出会い、それぞれが同じ外的環境のなかで独立した存在として向き合っている状態である。〈私〉も〈他者〉も同じ場所にいながら、場所と自分とのあいだにはっきりとした境界をもっている［実線］。この状態が私たちの日常であり、どんな環境下にあっても、一定の安定した自分というものをもち、そういった個と個が「場」に影響されることなく人間関係を営んでいることが、一般に理想とされる状態である。

しかし〝気〟の文化からすると、この理想の状態はあまりにたがいの〝気〟の流れが分断された関係にみえる。それぞれが「自立」しているというよりも「孤立」している姿ということができるだろう。その孤独を埋めるために、人間関係において極端に自立性を失った「依存」に走ったり、逆に過度に「支配」的になったりする。この状態では、人は「場所への気くばり」など思いもよらない。

人間は独りでは生きられない動物である。しかし、自分の生きる場所が〝生きた環境〟となるとき、かならずしも「もうひとりの現実の人間」が必要かというと、そうでもない。そして、逆説的にそうした意味で他者を必要としない独立の生を営むときに、〈他者〉がその「場」を「居心地のよい場所」としてかかわりを求めてくる。〈他者〉にではなく「自分の生きる日常の場所」に関心を向け、気をくばること、それが【図2】である。

そこでは、〈私〉が「みずからを取り囲む環境」と有機的につながり、そこに〝生きた環境〟を形成していくことになるので、〈私〉と「環境としての場所」との境界線はゆるやかとなる［点線］。それはまずもって「自分と場所との交流」であり、そこではまだ〈他者〉が視野に入っていない。【図2】に〈他者〉がいないのはそのためである。「場所と自分」の融合は、ある意味で自我肥大が生じた状態ともいえる。しかし〝気くばり〟をしている〈私〉が単なる自我肥大と異なるのは、自分と場所との境界線を、ゆるやかではあるがあくまでも保ちつづけている点である。そしてそれが、この〝生きた環境〟の柔軟性を生んでいるのだ。

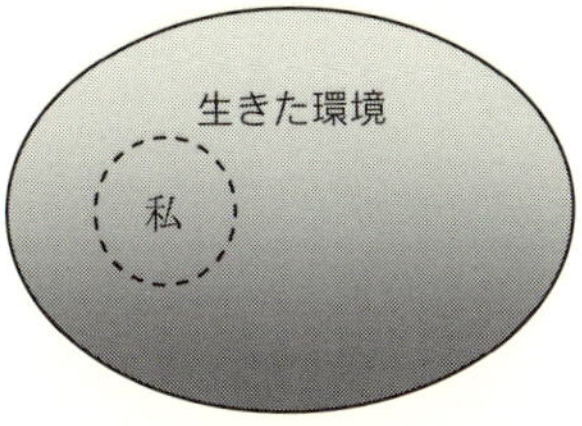

【図2】

この【図2】に生じた〝生きた環境〟は、「自分と場所の織りなす環境が、他者にとっても心地よい環境だろう」と想定することを前提としている。

そこに〈他者〉が入ってきた状態が【図3】である。これはある種の緊張状態である。〈私〉がいる〝生きた環境〟が柔軟な構造であるとき、〈他者〉がどのように反応しようと、〝生きた環境〟は大きく揺らぐことなく存立する。そして〈他者〉は〝生きた環境〟のなかのひとつの存在として位置づけられるようになる。

この際、〈他者〉がその〝生きた環境〟を自分にとっても大切なものと感じるばあいと、自分の根本的な生きかたとは異なるものと感じるばあいとがある。前者のばあい、気くばりされた〝生きた環境〟が相手に伝わり、相手にとっても心地よい経験となるので、【図4】に表したような状態になる。そこでは〈私〉も〈他者〉も、それぞれの日常の自他の境界線が少しゆるみ、ともに共通の〝生きた環境〟のなかに包まれていると感じる。

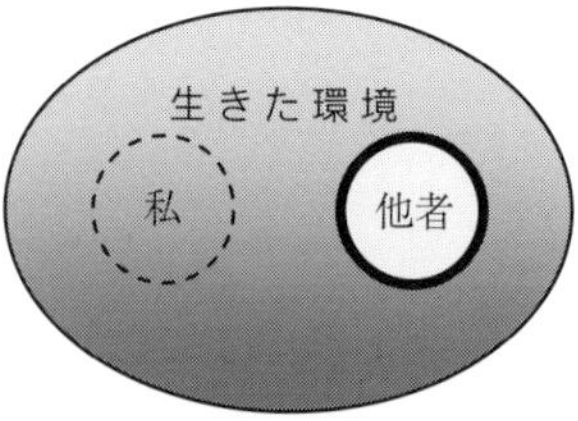

【図3】

〝気くばり〟ということが「自分と場所とのゆるやかな融合」を通じてなされるものだとすると、この【図4】の状態では、〈私〉の〝気くばり〟が、「場」を共有する〈他者〉の〝気くばり〟を誘発している、ということにもなるだろう。〈他者〉の立場から見てその「場」が居心地よいと感じられ、〈他者〉自身と周りの〈環境〉との境界線がゆるみはじめるからである。〈私〉が〈環境〉に気をくばることで、自分と場所との境界線がゆるみ、穏やかなつながりがそこに生じるように、今度は、その〝生きた環境〟が〈他者〉にいわば〝気くばり〟をすることで、「場」と〈他者〉との境界線もゆるむ。

この状態は、たがいに日常の自我の境界がゆるみ、どこか根底でつながった感じが生じるおだやかな状態である。ともに生きた〈環境〉のもつ開かれた意識を共有して、トランスパーソナルな次元でしっかりとかかわりあっているのだ。

もちろん、〝気くばり〟がもたらす〝生きた環境〟が、その「場」を訪れた〈他者〉に受け入れられず、自分の生きかたと異なるものと感じるばあいもある。おせっかいのように感じられることもあれば、相手の単なる自己満足にしかみえないばあいもある。〈他者〉が〈私〉と「場」の織りなす〝生きた環境〟を受け入れられなくて、【図4】の状態になることなく、【図3】の状態のままでいるということになるだろう。〈他者〉は自分にとって肌の合わない善意に包まれ、自分とその「場」との区別をますます意識し、居心地のわるさを感じる。【図3】のなかの〈他者〉と〝生きた環境〟との境界線〔実線〕が強く意識されるのだ。

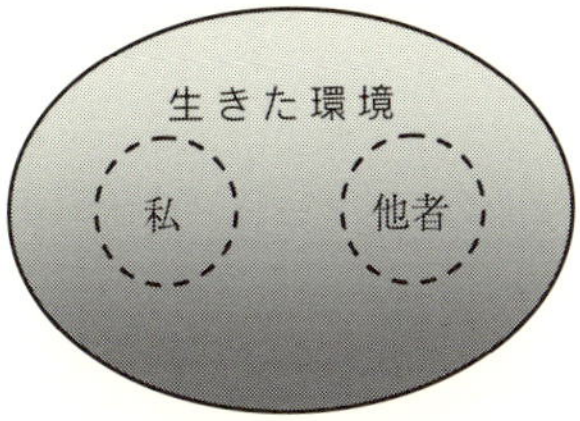

【図4】

これはとりわけ、〝気配り〟をする〈私〉が自他の境界線のゆるみ広がった〝生きた環境〟全体に強く同一化し、自分自身の個別性を見失い、自分も〝生きた環境〟に包まれる一部であることを忘れてしまうようなばあいに、よく生じる。「場」全体と強く同一化すると、〈私〉と「場」との境界線が見えなくなり、その「場」の隅々まで自分の意のままになると思い込んでしまうからである。

しかし、この「入りにくい」と感じている〈他者〉の存在をも〈私〉の〝生きた環境〟のひとつの重要な要素だと受けとめられると、この事態はむしろ〈私〉にとって大切な変化の契機となる。この「他者の入れなさ」を尊重しつつ〝生きた環境〟を保とうとすることは、柔軟な〝生きた環境〟の新たな再構成への契機となるのである。そうすると、すっと【図3】から【図4】へと進むよりも、むしろこの躓きのほうが現実には重要な経験となることが、理解できるだろう。

〝気くばり〟はまずもって、その人が場所との生きた有機的つながりをもつことから始まる。そのきわめて個人的で利己的ともみえる営みが、人間関係の背後にあって、じつは「人間関係への気くばり」よりも重要なことなのである。〈私〉という存在は、日常的な意識でとらえられる〈私〉のみでは完結しておらず、〝生きた環境〟とのつながりをもってはじめて、しっかりとした存在となる。〈私〉の生活する具体的な「場」が、胎児にとっての羊水のように〈私〉と有機的につながるとき、〈他者〉を受け容れる力を養い、〈私〉は「孤立したわたし」ではなく「この世に住まうわたし」として成立するのだ。

このとき〈私〉にとって〈他者〉がどこの誰であるかということは、始まりにおいて本質的な問題ではない。むしろ、〈私〉も〈他者〉もともにその存立を基盤から成り立たせている「場」とのかかわりが重要なのである。しかし〈他者〉も「場」の一部となるとき、〈他者〉は人として「場」を代表する力をもつようになる。そして〝生きた環境〟が生まれるとき、それは《主観的身体》の延長——あるいは《主観的身体》そのもの——として〈私〉が身のまわりの環境を体験しているときである。

いずれにせよ、場所はそこを訪れる私たちにむかって、じつは常に気をくばっている。そのことに気づくと、私たちは私たちの生きているこの場所を大切にせずにはいられないはずだ。場所に丁寧な気をくばることが、人間関係の出発点なのである。

このような〝気くばり〟のより根源的な背景を次節で見ていきたい。

「聞く」ことがもつ力

ここでは、心理臨床の実践が、他者の語りに耳を傾けること――「聞く」という行為――を基礎としていることを再度確認し、その意義を探ることで本書のしめくくりとしたい。そのために、まず筆者の経験したひとつのエピソードから検討することにする。

初詣の神社の参道でのできごとである。三歳くらいだろうか、足もとがまだちょっとおぼつかない小さな女の子が歩いている。ふと立ち止まるので、どうしたのかと思って見ていると、ちょうど右足の靴の先に落ちている一〇センチほどの長さの小枝に眼がいく。小さな小枝は、その先が二つに分かれていて、なにか気を引かれたのだろう。女の子はおもむろに小枝を右手にとり、後ろを振り返った。一〇メートルほど離れてついてきていた母を振り返ったのだ。なにか問いかけるような女の子のまなざしに、母は大きく頷き返す。すると、女の子はとても満足げな顔をして小枝を見つめ、そしてそれを手にもって歩き出したのであった。

これはとても印象に残る光景だった。この瞬間、それまで自然に枯れて落ちたたくさんの枝のなかの単なる一振りでしかなかった小枝が、その子にとってかけがえのない、とても大切な意味をになった存在に変容したのだ。

私たちは、自分の暮らす生活空間が、私たちが生まれるずっと以前からさも当然のように存在していると思っている。そして私たちは、自分の力でそれをいかに有効に活用していくか、そういうことが大切なのだと思い込んでいる。だから、自分を磨かねばならない。

しかし、私たちの暮らす生活空間が私たちにとって意味のある〈環境〉となるのは、それを共有している〈他者〉――それは自分たちにとって重要な誰かであることが多いのだが――から寄せられた〝暖かなまなざし〟との交流があってはじめてそうなるのだ。自分ひとりでできることは非常に限られている。このことを、私たちはふだん忘れてしまっている。

「聞く」という行為は、本来、先のエピソードでの母親の、暖かなまなざしを向ける行為と同じはたらきをもっている。母のまなざしの向かう先には子どもがいたように、「聞く」という行為にも、その先に、話す人、語る人がいる。小枝をめぐる母のまなざしは、どこにでもありそうなただの小枝を、この女の子の生きている世界にただひとつしかない創造物に変える力をもっていた。母のまなざしがもつ力と同じように、目の前の人が自分の話をしっかりと、丁寧に、暖かく聞いてくれるとき、私たちは、自分の語りがそれまでは存在しなかった新しい世界を創造する瞬間を経験している。この創造の力が、カウンセリングの場面で心理臨床家がクライエントの語ることにしっかりと耳を傾け丁寧に聞いていくことでクライエントが変容していく、その力を生み出す源である。

母のまなざしが子どもの世界を豊かにした。このような豊かさをもつ世界を、本論では〝生きた環境〟と呼んで、単なる物理的な自然環境とは区別している。人間的な世界は〈環境〉から独立した単独の力では成立しない。〈他者〉が介在することではじめて〈環境〉と人の世界がつながり、人がそこに安心して暮らせる〝生きた環境〟が生まれる。

人が日々の生活に喜びを感じ「生きているのは、いいことだなぁ」と思えるのは、その人が暮らしている環境を〝生きた環境〟として経験できているからである。〈環境〉と関わることが、自分と関わりのあるさまざまな人々とのつながりをその先に感じさせるからこそ、いまこの時を楽しく思うことができる。

心理的な悩みを抱えてカウンセリングを受けに来られる方々のお話を伺っていて、日常生活での行動範囲が非常に限られていることに気づくことが多い。「人に会いたい」などと思うことが少なくなり、外を出歩いて自由に景色を楽しんだり、新しいところに足を踏み入れようとする心のエネルギーが、悩み事に吸い取られてしまっているのだから、それは当然のことといえば当然である。しかしこの事実は、クライエントの心のエネルギーの低下という問題だけではなく、私たち人間が独自にもつ〝生きた環境〟の問題ともつながってくる。

私たちが人間として暮らす〝生きた環境〟は、私たち自身の心のありように応じて拡がりもすれば縮まりもする。

この〝生きた環境〟はいわゆる物理的な自然環境とは少し異なる。しかし、心理的に形成された環境と呼んでそれでよいかといえば、少し誤解を受けるように思う。なぜなら、心理的に形成された環境には主観的なものが入り込んでいる、と見なされやすいからである。「主観というのは冷静な判断の邪魔となるもので、現実的な検討をするには、できるだけ排するほうがよい」と考えると、心理的に形成された環境とは、主観がもたらす「錯覚」の産物で、そこから距離がとれるようにするのがよい、という話になるだろう。

ところが、私たちがここで問題としている〝生きた環境〟は、そのように距離をとることで適切に対応することのできる環境ではない。

「錯覚」だといわれると、いま感じていることにはその感じとは別の真の実体があって、そちらに気づくことが責任をもった態度であるかのように、私たちは感じさせられる。しかし、実体とズレていようとも、実際に私たちがそれを生きている経験は「そのように感じている」としかいいようがなく、その心の事実を大切にすることがカウンセリングでは不可欠である。「それは錯覚だ」という他者の基準にしたがって自分を探そうとすることほど、自分の生きかたを見失うことはない。錯覚であろうと何であろうと、「それをそのように生きているわたしが、いまここにいる」ということが、そもそもの出発点だ。

私たちはそれぞれ、一回かぎりの繰り返しのきかない生を営んでいるので、「いま、わたしの経験していることが、客観的にみて正しいかどうか」よりも、「その経験を自分なりに主体的に経験できているかどうか」のほうが、心理臨床的には重要である。

たとえば不登校という問題とかかわるとき、登校することが正しいことで、この不登校の状態を過ごしている「いまこの時間」はいずれ無かったことにすべき時間だ、と考えるなら、それは当人の人生のかけがえのなさを否定することになる。もちろん現代の社会では学校に行くことが一番当たり前のこととされているので、行くことができればそれにこしたことはない。

しかし、行くことができないという現状がいったん生じたとすれば、「これは誤りなのだ」として自己否定的に生きるのではなく、「避けられないその現状を、どうせなら主体的に生きよう」とすることも可能である。

前者の姿勢で本人も周りもこの事態を見ているとすると、どうしても学校に行くことができないとき、本人の行動は狭められ、自由に動き難い。そのとき「学校に行けない」という体験は、他者のまなざしによって承認されにくく、新しい意味をそこに生むことがない。〝生きた環境〟は狭まってしまうのである。

逆に、後者の姿勢で本人も周りもこの事態に向かっているとすると、無理に学校に行くことはしないとしても、他にできることをしてみようとするだろう。「いま学校に行けず、ここにいる」という事態を、新たなかけがえのない人生のひとコマとして認める他者のまなざしは、この現状を新しい創造の場に変容する。もちろん、実際に不登校の状態にあるとき、そう簡単にいろいろできるものではない。しかし、こういった姿勢を保ち、少しずつ自分の世界を回復していくなかで、〝生きた環境〟は、その人独自のユニークな環境として、少しずつ拡がりをもつようになるのである。

不登校の状態にある少年にとっての〝生きた環境〟というのは、彼ら・彼女らが家や学校外での毎日の暮らしを主体的に生きようとするときに生まれてくる環境である。客観的にはこれまでと何ら変わりがないにもかかわらず「そこが自分の生きる場だ」と感じられるとき、その場は、それまでとまったく様相を異にするようになる。

ただし、先の小枝の例にもあるように、この〝生きた環境〟は、ひとりでつくっていくことができるものではない。身近に生活をともにする者であれ、心理臨床家などの専門家であれ、そこに耳を傾けてくれる他者がいてはじめて拓かれる世界である。

「聞く」というなにげない行為は、その行為が真のはたらきをなすとき、語る主体に見えている世界をダイナミックに変容させる力をもっている。そして、その人にとってそれまであまり意味をもたなかった〈環境〉世界が、そのことを通じて〝生きた環境〟として新たに創造されるのである。

生理的早産と「生きた環境」

人間として生きる環境と他の生き物のもつ環境とのあいだには大きな違いがある。

そのことをわかりやすく指摘した人に、ポルトマン Portman. A. (1951) という動物学者がいる。

ポルトマンは、人間は他の動物に比べて、この世に誕生する時期が一年ほど早く、人間の生まれたての状態は、他の動物の赤ん坊であればまだ胎内にいるような段階だと指摘した。これを彼は「生理的早産」と呼んでいる。

なぜこのような特殊な仕組みを人間がもつようになったのか。それは、人間が他の動物にはほとんどみられない独自の自己意識をもち、自分の行動を振り返ってみることによって多様な行動の選択ができるようになっていることと関係している。ポルトマンの言葉を借りると「動物の行動は、環境に拘束され、本能によって保証されていると、われわれは簡単に特徴づけることができる。これに対して、人間の行動は、世界に開かれ、そして決断の自由をもつ、といっていい」のである(Portman, A. 1961, p.95)。

ひとりでは何もできず、他者のケアを必要とする状態で生まれてくる人間は、生後一年ほどのあいだ、親から受けるケアなくして生き延びることは難しい。他の動物にとっての胎内環境が、親のケアという社会的な環境に移されているのだ。他の動物のばあい、母胎から外に出ると、ほぼ本能的な仕組みをそろえており、一定の環境条件下で生きていくことができる。環境に適応するための生体側の安定した体制は、胎内という一定の環境に長くいることで準備されるのである。

しかし人間のばあい、親が子どもの面倒を見るという社会的なかかわりをもって胎内環境の最終段階に当てようとする独自のシステムを形成してきた。「面倒をみる」「世話をする」「ケアする」、どう呼んでもよいが、これらの行動は、私たちそれぞれの文化的な影響を受けておこなわれる自由度の高い行動であり、その内容的なありかたは多様性に富む。極端にいえば、このかかわりを親が拒絶することさえ可能である。この自由度の高さが、多様な環境に直面しつつ、自分たちに必要な人間的環境をつくって適応していく力を人間に与えているのだ。

「生理的早産」という視点がもつ重要な点は、「私たちは環境に依存しなければ生きていけない存在だ」ということを人生の最早期に経験する、という事実への着目である。生後一年以上経つと胎内環境を必要としなくなるというのではなく、この時期に経験したことを基礎に、成長してのちも一定の心理的な母胎を、ずっと身の回りに維持して私たちは暮らしているのだ。人はみなそれぞれ目に見えない子宮に包まれて暮らしている。

それを主体的にとらえなおし、身のまわりに日々触れる人々・事物を、自分の存在の延長として大切にしようとするとき、私たちが〝生きた環境〟と呼んでいるものとそれは、ほぼ同じこととなる。

個々の「生きた環境」を大切に

「生理的早産」という仕組みは、人の行動の自由度の高さを保障するが、それは同時に、人が暮らす社会のさまざまな問題を生み出すもとともなっている。

生後しばらくのあいだに周囲の人々によるケアによって成り立つ「社会的な胎内環境」を経験することは、「人はたがいに支え合って生きている」という感覚の根っことなるだろう。〈他者〉の〈私〉に向ける期待のまなざしは〈私〉のエネルギーとなり、〈私〉はそれに支えられて「自分を成長させていこう」と願う。〈私〉が願っていることは、〈他者〉が〈私〉を通じて願っていることでもあり、〈他者〉との信頼関係のなかでそれがひとつになったとき、〈私〉は、しっかりとしたつながりを〈他者〉ともつことのできる喜びを感じる。

この「胎内」的な環境そのものは、私たち人間に共通する体験の様式だが、それが生理的な場ではなく社会的な場で生じているので、そこで交わされるエネルギーの交流のありかたは、文化的にきわめて多様な内容をもったものとなる。ある時代・地域で親子が幸せと感じる心の交流が、他の時代・地域ではまったく大切にされないこともありうる。

しかしながら、「体験の様式が同じでも、その内容はさまざまだ」ということを見落として、多くの人は「体験の様式が同じなのだから、内容も同じだろう」と思ってしまう。内容が多様に分かれるところが人の人たるゆえんであるにもかかわらず、自分が経験して「意味がある」と感じられた内容は、他人にもそうだと思ってしまうのだ。

ここに「聞く」という行為の難しさがある。自分がこの世界を「楽しい」と思えることと同じ感覚で他人もこの世界を「楽しい」と思っているのではないかもしれない。他人は他人なりに、自分がこの世界を楽しみ大切に思えるのと同じように、その人なりのかたちで世界を楽しみ、大切に感じているのだろう。しかし私たちにとって、この違いを認めることはなかなかに難しいことである。

理解し難いと内心感じているにもかかわらず、〈私〉の趣味に合わないことを楽しんでいる〈他者〉の喜びを、本当に大切な経験をしているのだと感心し受け止めることが、自分にできるのだろうか？　そう自問すると、頭ではそれが大切だと理解しても、身体のどこかはそれを拒んで硬くなる自分がいる。

現代の社会は、この世界の多様性を日常のメディアを通じて目の当たりにしつつ、そこで不必要に他者に共感するより、たがいがあまり干渉しないことを通じて、それぞれ小さな世界で充足するようにしている社会である。そのような状況のなか、この社会で真に求められるのは、理解しがたい遠い〈他者〉にも耳を傾け、違いに目をそらすことなくしっかりとそれを見据えつつ、その〈他者〉の生きかたを尊重することである。

しかしそのためには、まず私たち自身が、〈他者〉に耳を傾けることのできる柔軟な強さを育てなければならない。真に〈他者〉の声を聞くには、相当の体力が必要なのである。そのため、たとえば私たちは心理臨床の専門家としてクライエントの言葉に真に耳を傾けることができるように、日々、自身の心のありかたを見直し、たがいに心理的な体力をつけるように訓練し合っている。

聞く力のために必要な「語る」力

カウンセリングでは受容と共感が大事だということで、「心理臨床家になるには、ただじっと相手の語ることに耳を傾ける訓練をしなければならない」と思っている人が多い。しかし、クライエントの語りにじっと耳を傾けつつ自分は何も語らないという人を、私はあまり信用できない。

さまざまな価値観をもった人を尊重しつつ、その語りに耳を傾けるためには、まず自分の語る言葉をもっていなくてはならない。自分自身が何を考え、何に喜びを感じ、何を悲しむのか、そういったことをしっかりと見つめ、その自分の心のはたらきの確かさに自信をもっていなければ、他者の語りを尊重することはできない。

自分の考えがいちばん正しいということではない。〝生きた環境〟が多様にあるように、一人ひとりにとっての真実は、たしかにその人にとっては大切だが、同時に他人にとっては真実でも何でもなく大したこととは思われないことが多い。この事実は、時に人を無力感に陥れる。真理に見離されたような気分になるのだ。

しかし、本来私たちが有限のなかで生きている存在である限り、その生活の場のなかに「永遠の真理」など見つけようがない。そこには「個々別々の真実」があり、「個々別々の〝生きた環境〟」があるだけだ。

〈他者〉の言葉に真に耳を傾けるためには、私たちは「自分にとっての真実」をしっかりと語ることができなくてはならない。〈私〉にとっての真実を語ること。そうすることではじめて、〈他者〉の語る「その人にとっての真実」を認めることができる。人はみなそれぞれの〝生きた環境〟のなかでの主《あるじ》である。そして、けっして他者の主《あるじ》になることはない。

そして、主《あるじ》どうしが語り合うことができるとき、たがいの〝生きた環境〟の創造に参与しつつ、それぞれの〝生きた環境〟の違いを尊重することができるようになる。

初出一覧

【序　章】身体の二重性

「『気』の臨床心理学的研究　その3　右手で考える――『気』のアイデンティティ」『カウンセリング学論集』（九州大学六本松地区カウンセリング学紀要）12・一二三〜一二六頁（一九九八年）を加筆修正

【第一章】黒い身体の発見

「『気』の臨床心理学的研究　その1　『気』イメージの意義と広がりについて考える」『カウンセリング学論集』（九州大学六本松地区カウンセリング学紀要）10・三七〜六二頁（一九九六年）の一部を使い、あとは書き下ろし

【第二章】気功と身体

「イメージ・気功・心理臨床」藤原勝紀編『現代のエスプリ』387「イメージ療法」（至文堂）一〇〇〜一〇七頁（一九九九年）を加筆修正

【第三章】主観的身体

「臨床的身体論の試み――カウンセラーのからだから」『人間性心理学研究』21-1・七五〜八三頁〔二〇〇三年〕を加筆修正

【第四章】聴く身体

「聴くことと身体――『気』の視点から」目幸黙僊・黒木賢一編著 朱鷺書房『心理臨床におけるからだ――心身一如からの視座』一七七〜一九〇頁〔二〇〇六年〕を加筆修正

【第五章】主体の生成

「気と身体からみた教育臨床学――自分づくりに向けて」皇紀夫編著『臨床教育学の生成』玉川大学出版部・一六四〜一八三頁〔二〇〇三年〕を加筆修正

【終　章】個人と環境の再生

「気からみたトランスパーソナルな次元と個人のかかわり」藤見幸雄・諸富祥彦編『現代のエスプリ』435「トランスパーソナル心理療法」〔至文堂〕九九〜一〇七頁〔二〇〇三年〕および「聞く力と語る力――カウンセリングの原点」『言語』35-2〔大修館書店〕三六〜四二頁〔二〇〇六年〕を加筆修正

引用・参考文献

千葉胤成（一九六三年）「再び気について」北村晴朗・安部淳吉・黒田正典編集『千葉胤成著作集 2 無意識の心理学』協同出版

出口衆太郎（一九八九年）「誰にでもできる気感を得るためのノウハウ45」『別冊宝島 気は挑戦する』宝島社

藤見幸雄（一九九三年）「気功とプロセス指向心理学」『気の森』（第2巻以降連載）

藤岡喜愛・津村喬（一九九一年）『気・イメージ・身体』アニマ2001

藤岡喜愛（一九九三年）『イメージの旅』日本評論社

藤原勝紀（一九九三年）personal communication（教養課程の学生に対する教育について話し合うなかで例として挙げられた話）

福永光司（一九六八年）『新訂 中国古典選 第6巻 老子』朝日新聞社

Gendlin, E.T. & Johnson, D.H.: 2004, 'Proposal for an International, Group for a First Person Science. (www.focusing.org/gendlin_johnson_iscience_jp.htm 確認日・二〇〇七年七月三十日)

濱野清志（一九八五年）「アイデンティティ試論」『京都大学学生懇話室紀要』14

Hamano, Kiyoshi: 1987*a*, 'Ki: A Key Concept for Japanese Interpersonal Relationships', *Psychologia*, Vol.30.

濱野清志（一九八七年ｂ）「性格表現用語に使われる『気』の研究」『心理学研究』58-5
濱野清志（一九八七年ｃ）「個人の主体性と気」『ＣＥＬ』４（大阪ガス・エネルギー文化研究所）
濱野清志（一九八八年）「個体と集合――ユングにおける神秘的融即」『臨床的知の探求』下（河合隼雄還暦記念論文集）創元社
濱野清志（一九九六年ａ）「気功における身体の中心感覚イメージに関する臨床心理学的研究」『心理臨床学会大会発表抄録集』（上智大学）
濱野清志（一九九六年ｂ）「『気』の臨床心理学的研究　その１『気』イメージの意義と広がりについて考える」『カウンセリング学論集』10（九州大学六本松地区カウンセリング学紀要）
濱野清志（一九九七年ａ）「『気』の臨床心理学的研究　その２　気功練習中の身体感覚」『カウンセリング学論集』11（九州大学六本松地区カウンセリング学紀要）
濱野清志（一九九七年ｂ）「気功と心理臨床――身体性アイデンティティの形成」『心理臨床』10-1（星和書店）
濱野清志（一九九八年ａ）「『気』の臨床心理学的研究　その３　右手で考える――『気』のアイデンティティ」『カウンセリング学論集』12（九州大学六本松地区カウンセリング学紀要）
濱野清志（一九九八年ｂ）「気功站樁功における心理的変容に関する臨床心理学的研究」『健康科学』20（九州大学健康科学センター）
濱野清志（一九九九年）「イメージ・気功・心理臨床」藤原勝紀編『現代のエスプリ』387「イメージ療法」（至文堂）
濱野清志（二〇〇三年ａ）「気と身体からみた教育臨床学――自分づくりに向けて」皇紀夫編著『臨床教育学の生成』玉川大学出版部
濱野清志（二〇〇三年ｂ）「臨床的身体論の試み――カウンセラーのからだから」『人間性心理学研究』21-1

濱野清志〔二〇〇三年c〕「気からみたトランスパーソナルな次元と個人のかかわり」藤見幸雄・諸富祥彦編『現代のエスプリ』435「トランスパーソナル心理療法」（至文堂）

濱野清志〔二〇〇三年d〕「書評 アーノルド・ミンデル著・藤見幸雄監訳『ドリームボディ——自己を明らかにする身体』誠信書房」日本ユングクラブ『プシケー』22（新曜社）

濱野清志〔二〇〇六年a〕「聞く力と語る力——カウンセリングの原点」『言語』35-2（大修館書店）

濱野清志〔二〇〇六年b〕「聴くことと身体——『気』の視点から」日幸黙僊・黒木賢一編『心理臨床における身体——心身一如からの視座』朱鷺書房

橋本進吉〔一九四一年〕『古代国語の音韻に就いて』岩波書店／岩波文庫〔一九八〇年〕

波多野完治〔一九七五年〕『子どもの認識と感情』岩波書店

Hillman, J.: 1975, "*Re-visioning Psychology*", Harper & Row.

Hillman, J.: 1991 "*A Blue Fire* (Part1, Part2)" (2casettes), Spring Audio, Inc.

本田済〔一九七八年〕『中国古典選 2 易』下・朝日新聞社

市川浩〔一九七五年〕『精神としての身体』勁草書房

市川浩〔一九八七年〕「身の構造」田島節夫他編『講座現代の哲学 2 人称的世界』弘文堂

Jaspers, K.: 1942 (4th ed) "*Allgemeine Psychopathologie: Ein Leitfaden für Studierende, Ärzte und Psychologen*", Springer. 内村祐之訳『精神病理学総論』上・中・下・岩波書店

Johnson, Don H.: 1983, "*Body: Recovering Our Sensual Wisdom*", North Atlantic Books.

Johnson, Don H. (ed.): 1995, "*Bone, Breath & Gesture: Practices of Embodiment*", North Atlantic Books.

Jung, C.G.: 1921, "*Psychologische Typen*". 林道義訳『タイプ論』みすず書房

Jung, C.G.: 1929, "*Kommentar zu 'Geheimnis der goldenen Blüte'*", Gesammelte Werke 6, Walter-Verlag. 湯浅

泰雄・定方昭夫訳『黄金の華の秘密』人文書院
加藤清〔二〇〇二年〕日本人間性心理学会第21回大会（於・神戸女学院大学）における発言で明確に二重見当識の意義をこの視点から述べられた
加藤清（監修）〔一九九六年〕『癒しの森——心理療法と宗教』創元社
鎌田東二〔一九九三年〕『人体科学事始め——気を科学する』読売新聞社
Jung, C.G.: 1984, *"Dream Analysis"* (W. McGuire, ed.), Princeton University Press.
河合隼雄〔一九七六年〕『母性社会日本の病理』中央公論社
川嶋朗・班目健夫〔二〇〇七年〕「エネルギー療法」『治療』三月増刊号「相補・代替医療の現況をみる」南山堂
木村敏〔一九七二年〕『人と人との間』弘文堂
木村敏〔一九八一年〕『自己・あいだ・時間』弘文堂
黒木賢一〔二〇〇四年〕「心理臨床における心身一如の視座」『心理臨床学研究』22-4
黒木賢一〔二〇〇六年〕『気の心理臨床入門』星和書店
馬済人（編）〔一九九〇年〕浅川要監訳『中国気功学』東洋学術出版社／陝西科学技術出版社〔一九八二年〕
増永静人〔一九八三年〕『経絡と指圧』医道の日本社
南博〔一九九二年〕「『気』と日本人」『人体科学』2-1
Mindell, A.: 1982, *"Dreambody: The Body's Role in Revealing the Self"*. 藤見幸雄監訳『ドリームボディ』誠信書房
村瀬孝雄〔一九八一年〕「自己概念、体験過程、気の世界」『日本心理学会 第45回大会発表論文集』
任継愈（訳注）〔一九九四年〕『老子訳注』坂出祥伸・武田秀夫訳・東方書店
野口晴哉〔一九七七年〕『治療の書』全生社
帯津良一〔二〇〇七年〕「気功」『治療』三月増刊号「相補・代替医療の現況をみる」南山堂

小野沢精一・福永光司・山井湧（編）〔一九七八年〕『気の思想』東京大学出版会
王濾生〔一九九七年〕福岡気功の会主催「霊元功講習会」における講義および質問によって聞いたことに基づく（於・福岡市中央体育館）
Portman, A.: 1951, *"Biologische Fragmente zu einer Lehre vom Menschen"*. 高木正孝訳『人間はどこまで動物か——新しい人間像のために』岩波新書
坂出祥伸〔一九九六年〕『「気」と道教・方術の世界』角川選書
佐藤幸治〔一九四四年〕「気の人間技術学」『哲学研究』29
佐藤幸治〔一九六一年〕『心理学全書 11 人格心理学』東京創元社
下山晴彦〔一九九三年〕「心理療法過程における関係性の研究——日本の『気』と『間』を媒介として」『心理臨床学研究』10-3
下山晴彦〔一九九六年〕「心理学における実践型研究の意義——臨床心理学研究法の可能性をめぐって」『心理学評論』39-3
津村喬〔一九九〇年〕『気功への道』創元社
山部嘉彦〔一九九四年〕『気功の解析学』柏樹社
柳田國男〔一九四五年〕「先祖の話」『柳田國男全集 15』筑摩書房〔一九九八年〕所収
湯浅泰雄〔一九八六年〕『気・修行・身体』平河出版社
湯浅泰雄〔一九九一年〕『気とは何か——人体が発するエネルギー』ＮＨＫブックス
湯浅泰雄〔一九九三年〕「中国の気功研究の状況」『人体科学』2-1

あとがき

筆者は、心理臨床の諸問題を考える手がかりとして、〝気〟に注目して、いろいろな角度から考えつづけてきた。その始まりは、学生の頃の卒業論文からである。その頃は、性格表現として使われる「気」に関心をもって、その使われかたの分析をしようとしていた。心理療法はどうしても言葉を使わざるをえないわけで、そうすると、どんな海外の優れた論考を読んでも、それを日本語を使う筆者とクライエントとのあいだで生かすには、日本語のもつ特性から心をとらえなおす必要がある。そんな思いから、「気」という表現を通してみた人間のありようを理解しようとしたのだった。

その頃は、気功などやってみようとはまったく思っていない自分がいた。「心理療法は心の問題だから、体を使うことは関係がない」と素朴にそう思っていたのだ。素朴に心身二元論を生きていたのだと思う。もちろんその頃から身体論のたぐいを読んでもいたし、市川浩の『精神としての身体』は結構、興味をもって読んでいた。また、高校生の頃から、義兄がしている合気道を教えてもらったりしていて、そういう点での「気」には関心をもっていた。にもかかわらず、心理臨床の実践とそれをめぐる思考のなかに、身体を通じて体験領域に上ってくる〝気〟はつながってはいなかったのだ。

これはとても興味深いことだと思う。身体の問題は、それを考えることと、それを生きることではまったく異なる。身体を生きはじめると、身体は心でもあり、心は身体でもあることが強く感じられるようになる。そうしていまでは、「心理臨床を実践する者は、自分の身体との付き合いをもっと深めていくべきだ」と考えている。そういう点で、日本でオリジナルに生み出された「動作療法」という心理臨床活動が展開してきているのも、非常に重要なことだろうと思う。また、フォーカシングやプロセス指向心理学の展開も注目に値する。

本書は、そういった筆者の〝気〟をめぐる考察の流れをまとめ、学位論文として京都大学に提出した「『気』の心理臨床学的研究」の一部を一般の読者に向けて編集しなおし、あらためて加筆修正していったものである。事例研究や調査研究の部分は本書に入れなかった。

本書の論考を進めていくにあたって、さまざまな人たちから影響を受け、考えを進めようという元気をいただいてきた。そもそもの卒業論文からご指導してくださった故河合隼雄先生と京都大学名誉教授の山中康裕先生には、心理臨床の実践を続けていくにあたって、広い視野からものごとを見ようとする姿勢が大切なことを教えてくださった。

また、言葉のうえでの「気」への関心から、主観的体験としての「気」の実践へと一歩進めるきっかけをつくっていただいたのは「三角形イメージ体験法」の研究で知られる藤原勝紀先生であった。藤原先生には、学位論文をまとめていくにあたっても大変お世話になった。

気功の世界への導入は、福岡気功の会を主催されている山部嘉彦先生にしていただいた。山部先生の気功は、ご自身の身体の中で充分に練り上げられた体験知としての気功であり、気功の練習をするということは、自分の身体感覚と充分に対話することだという精神を教えていただいた。さらに、そこで知り合った多くの気功の仲間は、筆者の専門領域である心理臨床を超えて、それぞれが自分の人生を創造していく主体であることをまざまざと実感させてくれる得がたい仲間である。そのなかでも、とりわけ本書の序章でとりあげた珠ゆらさんには、彼女の体験を本書に掲載することをこころよく了承してくださり、感謝している。

珠ゆらさんは、その後、独自の気功世界をさらに探求しつづけ、ますますその世界で地に足の着いた活動を展開されている。昨年にはご自分で創造した気功法をまとめた『え？　これ気功？　かたやぶり気功で体や心の病を吹き飛ばす』（フリッシュ）という本も出された。

気功のつながりで知り合った村川治彦さんは、本書にも出てくるドン・ジョンソンのお弟子さんで、一人称の科学について多くの示唆をいただき、主観的身体について考える大きな支えになったことをここに記しておきたい。また、気の研究に関して心理臨床の世界で数少ない先達としてリードされてきた黒木賢一先生にも多くの刺激を受けた。記して感謝したい。

さらに、折に触れて貴重なお話をしていただいた加藤清先生にも、先生の暮らしのなかに生きる気のお話を聞かせていただきつつ、筆者がそもそもスプリットさせていた心と体を、つながったものとして体験できるよう治療していただいたことをここに感謝したい。

〝気〟からみた身体論からより広い視野に立って心と体の問題を考える視点は、プロセス指向心理学の藤見幸雄さん・千雅子さんと多くの意見を交換させていただいたことから得た視点である。主観的なイメージ体験といかに真剣に、かつ遊び心をもって自由にかかわるかということで、プロセス指向心理学から学ぶところは大である。

また、本書で触れたポーランド現代美術の刺激的な活動を知ったのは、同僚の秋田巌先生のご紹介による大学での公開講演会によってである。その他、挙げだすとキリがなくなるが、大勢の方とのかかわりのなかで考えつづけてこられたことを感謝したい。また本書の出版は、京都文教大学の出版助成を受けておこなうものである。大学の研究環境のよさにあらためて謝意を表する。そして、最後に、本書のタイトル「覚醒する心体」を提案してくださった編集者の津田敏之さんと、こういった筆者の歩みをともにしてくれた家族に感謝して、あとがきとしたい。

二〇〇八年八月十六日　終戦記念日の翌日に

濱野 清志

著者紹介

濱野清志（はまの・きよし）

1956年、神戸市生まれ。
京都大学法学部卒業、京都大学教育学部卒業。
京都大学大学院教育学研究科博士課程修了（臨床心理学）。
京都大学教育学部助手、九州大学教養部助教授などを経て、
現在、京都文教大学臨床心理学部臨床心理学科教授、
京都文教大学心理臨床センター所長。
臨床心理士、京都大学博士（教育学）。

著訳書に次のようなものがある。
『トランスパーソナル心理療法入門』（諸富祥彦編、日本評論社、2001年）
『感情の心理学』（高橋雅延・谷口高志編、北大路書房、2002年）
『知の教科書：ユング』（山中康裕編、講談社、2002年）
『心理臨床における個と集団』（岡田康伸ほか編、創元社、2007年）
『ユング心理学辞典』（サミュエルズほか著、創元社、1993年）
『世界に宿る魂』（ヒルマン著、人文書院、1999年）

新曜社

覚醒《かくせい》する心体《しんたい》
こころの自然／からだの自然

初版第1刷発行　2008年11月4日

著　者　濱野清志
発行者　塩浦　暲
発行所　株式会社 新曜社
〒101-0051　東京都千代田区神田神保町2-10
電話(03)3264-4973(代)・FAX(03)3239-2958
e-mail info@shin-yo-sha.co.jp
URL http://www.shin-yo-sha.co.jp/

印刷　亜細亜印刷株式会社　Printed in Japan
製本　イマキ製本所　ISBN978-4-7885-1136-1　C1011